药剂学与工业药剂学实验指导

主　编　高建青
副主编　袁　弘　李向荣　应晓英

U0276814

浙江大学出版社
ZHEJIANG UNIVERSITY PRESS

《药剂学与工业药剂学实验指导》
编写人员

主　编　高建青　（浙江大学）

副主编　袁　弘　（浙江大学）

李向荣　（浙江大学城市学院）

应晓英　（浙江大学）

编　委　高建青　（浙江大学）

袁　弘　（浙江大学）

李向荣　（浙江大学城市学院）

杜永忠　（浙江大学）

应晓英　（浙江大学）

王文喜　（浙江工业大学）

傅应华　（嘉兴学院）

韩　旻　（浙江大学）

胡瑜兰　（浙江大学）

前　言

　　药剂学与工业药剂学是研究药物制剂基本理论、处方设计、质量控制、制备工艺和合理应用的一门综合性技术学科,具有很强的实践性,是药物基础研究与临床应用的桥梁。药剂学实验作为重要的专业实践课程,是理论与实际相结合的重要组成部分。

　　本教材在内容上分为以下部分:①药剂学实验的基本知识:同时列举了药剂学实验报告的基本格式、实验室操作规范等;②普通剂型的制备:包括溶液型液体制剂、混悬型液体制剂、乳剂和注射剂的制备,片剂的制备及包衣,软膏剂的制备,以及栓剂的制备;③制剂新技术与新剂型:包括固体分散体的制备及验证,包合物的制备及验证,微囊的制备,微球的制备,脂质体的制备,缓释制剂的制备,以及经皮渗透实验;④增加了与《工业药剂学》密切相关的中试实验内容;⑤增加了结合《药物化学》、《药物分析》、《药理学》等相关课程内容的综合设计性实验以培养学生的创新能力;⑥同时在附录中列出了药物制剂常用辅料,国家食品药品监督管理局(SFDA)在药物制剂研究中的一些相关指导原则等;⑦最后部分列出了供阅读与参考的英文文献及与药剂学相关的主要参考书目与期刊目录。本教材希望提供多方面的资料供大家选择,在具体教学过程中教师可根据不同教学要求、实验条件等选择适当的实验内容进行教学。

　　本书的编者均为中青年教师,分别来自于浙江大学、浙江工业大学、浙江大学城市学院以及嘉兴学院,多具有多年的《药剂学》与《工业药剂学》的教学经验,并活跃在药物制剂研究的第一线。

　　本实验教材总体内容丰富、涉及面广,不仅适用于作为药学类院校本科各专业的药剂学实验教材,也可选择作为医院药房、研究单位、工厂企业等从事药物制剂开发与研究的科技人员的参考书。

　　由于编者的水平和能力有限,以及时间仓促,书中难免有错误和疏漏之处,殷切希望读者批评指正。

高建青

2011 年 12 月于杭州

目 录

第一章 药剂学与工业药剂学实验的基本知识及相关规章制度 ……………………………… 1

第二章 普通剂型的制备 …………………………………………………………………… 6

    实验一 溶液型液体制剂的制备 / 6

    实验二 混悬型液体制剂的制备 / 13

    实验三 乳剂的制备 / 20

    实验四 注射剂的制备 / 26

    实验五 片剂的制备 / 34

    实验六 片剂的包衣 / 42

    实验七 软膏剂的制备 / 46

    实验八 栓剂的制备 / 51

第三章 制剂新技术与新剂型 …………………………………………………………… 57

    实验九 包合物的制备及验证 / 57

    实验十 固体分散体的制备及验证 / 61

    实验十一 微囊的制备 / 65

    实验十二 微球的制备 / 69

    实验十三 脂质体的制备 / 73

    实验十四 缓释制剂的制备及其释放度测定 / 78

    实验十五 经皮渗透实验 / 82

第四章 中试实验 ………………………………………………………………………… 87

    实验十六 片剂的中试 / 87

    实验十七 注射用冻干粉针剂的制备 / 89

    实验十八 静脉用脂肪乳的制备 / 92

第五章 综合设计性实验 ………………………………………………………………… 94

    附录一 药物制剂常用辅料 / 98

    附录二 新药制剂研究中相关指导原则 / 121

    附录三 药剂学主要参考书与期刊 / 127

    附录四 英文论文选读 / 129

第一章　药剂学与工业药剂学实验的基本知识及相关规章制度

一、药剂学与工业药剂学的基本知识

药剂学(Pharmaceutics)与工业药剂学(Industrial Pharmaceutics)是研究药物制剂的基本理论、处方设计、制备工艺、质量控制和合理使用等内容的综合性应用技术科学。通过本课程教学使学生掌握药物剂型及制剂的基本理论、制备技术、生产工艺和质量控制等方面的专业知识,为从事药物制剂的生产、研究、开发新制剂和新剂型等工作奠定基础。

药剂学与工业药剂学的宗旨是制备安全、有效、稳定、使用方便的药物制剂。目前在临床使用中的药物剂型有许多,包括了诸如散剂、颗粒剂、片剂、胶囊剂、注射剂、溶液剂、乳剂、混悬剂、软膏剂、栓剂、气雾剂等。此外,基于新剂型与新技术的发展,缓控释制剂、靶向制剂、经皮吸收制剂、固体分散技术制剂、包合技术制剂、脂质体技术制剂、生物技术制剂、微囊化技术制剂等不断涌现,从而发展了药物的传递系统(Drug Delivery System,DDS)。

药剂学是综合性的应用技术学科,其研究涉及许多相关学科,如数学、化学、物理学、生物化学、微生物学、物理化学、药理学、高分子材料学以及化工原理和机械设备等,而且研究成果与人的生命相关,因此需要扎实的理论基础与严格的科学作风。是药学、制剂、中药制剂等专业的主要专业课,同时也是连接药物实验研究与临床应用的桥梁。

药剂学的研究具体包括了如下几个部分:①药剂学基本理论的研究:包括药物制剂的配制理论;药物稳定性的理论;增溶理论;粉体性质对固体物料的处理过程和制剂质量的影响;片剂的压缩成形理论;流变学性质对乳剂、混悬剂、软膏剂质量的影响;微粒分散理论在非均相液体制剂中的应用;表面活性剂在药剂中的重要作用等,这些基本理论的阐明将有助于开发新剂型、新技术、新产品,并提高产品质量。②新剂型的研究与开发:如缓释、控释和靶向制剂等新剂型,以及诸如脂质体技术、微囊化技术、固体分散技术、包合技术、球晶制粒技术、包衣技术、纳米技术等新技术的研究与应用。③新型药用辅料的研究与开发:辅料是药物制剂的重要组成部分,辅料的发展对制剂整体水平的提高具有极其重要的意义。④生物技术药物制剂的研究与开发:通过深入研究,寻找和发现适合于基因、核糖核酸、酶、蛋白质、多肽、多糖等生物技术药物的长效、安全、稳定、使用方便的新剂型。⑤中药新剂型的研究与开发:中药制剂现代化是中药现代化的重要组成部分,运用现代科学技术和方法实现中药制剂现代化是中药制剂走向世界所必需的努力方向。因此中药新剂型的研究与开发是我国药剂工作者所面临的一项长期而艰巨的重要任务。⑥制剂新机械和新设备的研究与开发:目前我国与国外先进国家在制剂上的差距还受限于机械设备,因此新机械新设备的开发研究将大大提高我国的药物制剂水平,缩小与国外同类产品的差距。

二、药剂学与工业药剂学的实验目的

由于药剂学与工业药剂学为综合性应用性技术科学,实验教学在药剂学与工业药剂学的教学过程中具有非常重要的意义,通过药剂学与工业药剂学实验课应达到如下目的。

1.通过典型药剂的制备,掌握各类剂型的特点、性质、制备方法及质量控制等,以验证、巩固和深化扩展课堂教学的基本理论与知识,为创制新的药物制剂、剂型与工艺打下初步基础。

2.通过综合性和设计性实验的训练,提高查阅文献资料并对实验方案进行设计的能力,提高团结协作的能力。

3.通过实验训练,使学生熟悉制剂生产中常用设备和检测仪器的结构、性能及使用保养方法。

4.培养学生的实验观察能力,实事求是的作风,科学的思维方法,以及独立总结实验资料的能力,为今后从事科研和生产打好基础。

三、实验基本规则

为达到实验教学的预期目标,确保实验的顺利进行,学生必须遵守下列实验规则:

1.预习实验内容　实验前应仔细阅读实验指导,明确实验目的、要求。对处方中药物性质、配制原理、操作步骤、操作关键等,做到"心中有数",并合理安排实验时间。

2.遵守实验纪律　应保持实验室内肃静,不得无故迟到或早退,不得擅离实验操作岗位,甚至高声谈笑。不进行与实验无关的活动,严禁吸烟。

3.杜绝差错事故　实验用原、辅材料应名实相符,要在拿取、称量和放回时进行3次核对;处方中如有毒性药品,须仔细检查是否超过剂量,称量时需经实验指导教师核对,在专用的天平上称量。称量完毕应盖好瓶塞,放回原处。使用精密仪器时,首先应熟悉性能与操作方法,用前检查,用后登记。如实准确记录实验数据与实验结果。实验成品应写明名称、规格、配制者、配制时间及班组号,交实验指导教师验收。如发生差错事故或异常现象,应随时报告指导教师,查明原因,及时解决。

4.爱护仪器药品　实验仪器、药品应妥善保管、存放和使用。如有破损缺少,必须立即报告实验指导教师,并填写仪器、药品报损表,然后到准备室补领。实验小组合用的仪器药品,每次实验前应检查核对后再取用。实验指导教师对破损缺少的仪器药品应查明原因,并提出处理意见。注意节约水、电、气及药品、试剂。

5.注意安全卫生　学生进入实验室必须穿戴工作衣。实验结束后及时清洗仪器,并将本组实验台、实验架等整理洁净方可离开。实验小组轮流值日,主要负责实验室内、走廊地面、门窗的卫生整洁,以及废物缸的清倒工作,关好水、电、窗,经指导教师验收后再离开实验室。注意安全,严防火灾、烧伤或中毒事故发生。

6.写好实验报告　实验报告既是实验者对特定条件下实验内容的书面概括,又是对实验原理、现象和结果的分析和总结；既是考察学生分析、总结实验资料能力和综合概括能力以及文字表达能力的重要方面，又是评定实验成绩的主要依据，也是完成实验的最后环节。实验报告要求使用统一的实验报告本（纸），认真做好实验记录，并按时完成，做到格式规范，内容真实，数据可靠，结论正确，文字简练、工整。对于设计性实验要求提供设计方案供课前讨论，实验报告以论文的格式书写。

四、实验报告基本格式

专业：_____

姓名：_____

学号：_____

日期：_____

地点：_____

药剂学/工业药剂学实验报告

课程名称：_____

指导老师：_____成绩：_____

实验名称：_____实验类型：_____

同组学生姓名：_____

一、实验目的和要求

二、实验内容和原理

三、主要仪器设备

四、操作方法和实验步骤

五、实验数据记录和处理

六、实验注意事项

七、实验结果与分析

八、讨论、心得

五、附　录

药剂学与工业药剂学实验学生守则

　　学生实验室是学生从事教学实践,提高实际动手能力和进行研究探索的训练场所。进入实验室的学生应本着积极主动的学习态度、实事求是的工作作风和求知探索的精神、认真学习,严格操作,遵守实验室的规章制度,培养良好的学风和习惯。

　　1.实验前必须认真预习实验内容和实验指导书,包括试验目的、原理、步骤、所需仪器及注意事项,应有准备地接受指导老师的提问。未经预习或无故迟到者,指导老师有权停止其实验。

　　2.在实验中要养成整洁、细致、踏实、准确而有系统的优良习惯,切实严格遵守操作规程,注意基本操作与实验现象和原始数据的观察,积极开动脑筋,分析思考实验过程中出现的问题,客观及时地将实验现象和原始数据记录到实验原始记录本上,不得任意篡改数据。伪造数据或抄袭他人数据将被取消本次实验成绩。

　　3.实验过程中要保持安静。不得大声喧哗,不要讨论与专业无关话题和翻看与专业无关书报。不随意搬弄与实验无关的仪器设备。实验操作中应服从指导老师的指导,爱护公共实验设施,损坏仪器或实验物件者要及时报告指导教师、说明原因并及时登记,酌情作出赔偿。

　　4.实验时公用药品试剂或仪器用后应及时归位,应避免试剂污染、试剂瓶盖错盖,或不随手加盖的现象发生。当不慎发生试剂污染时,应抱负责态度及时报告指导老师进行处理。实验期间应确保安全,注意防火、防爆,保持桌面整洁,养成良好的卫生习惯。

　　5.实验结束后应独立地完成实验报告。报告内容包括实验题目、目的要求、实验原理、简单的操作过程、原始数据、结果与讨论、实验体会等。

　　6.实验完毕,做好各自实验台的清洁工作(仪器洗刷干净,整理好试剂物品、擦净实验桌)。值日生应做好实验室的卫生清洁工作,清倒垃圾,整理讲台,检查水、电、门、窗等安全事宜。

　　7.实验课不得旷课或互相调课。若有特殊情况,应事先征得指导老师的同意。实验期间不得擅自离开实验室,有急事须经指导老师同意后方可离开,实验报告必须按规定时间上交教师批改。

　　8.实验室内不准抽烟、会客或举行非教学实验的活动。禁止在实验中心走廊内流动吸烟,不准乱扔烟蒂。

　　9.用易燃易爆物品时,严禁明火,严格按照操作步骤进行。一旦发生火灾事故,应先切断电源,使用灭火器等扑救并报警。

　　10.使用电炉加热时,使用人员不能离开。若有急事须离开,应托他人照看或切断电源。

　　11.使用电器时,严格按照安全用电规定,不能擅自拉接电线,不能随意加大保险丝。不使用不合格的电器设备(如开关、插座插头、接线板及用电器等)。避免触电事故发生,一旦发生触电事故，应先切断电源后再救治。

　　12.实验完毕离开时，必须检查水、电是否关闭或切断，确认无误才能离开。

　　13.实验使用过的较大量的有机溶剂，固、液体废物应倒入废液桶，并及时归放到指定的地点。试验中使用剧毒药品后的废液应倒入指定容器，由实验室统一处理。

（高建青　应晓英）

第二章　普通剂型的制备

实验一　溶液型液体制剂的制备

一、实验目的

1.掌握液体制剂制备过程的各项基本操作。

2.掌握溶液型液体制剂配制方法、特点和质量检查。

3.了解液体制剂中常用附加剂的正确使用与络合助溶剂用量的确定。

二、实验指导

1.基本概念　液体制剂是指药物分散在适宜的分散介质中制成的可供内服或外用的液体形态的制剂。溶液型液体制剂分为低分子溶液剂和高分子溶液剂。低分子溶液剂是指小分子药物以分子或离子状态分散在溶剂中制成的均相的供内服或外用的液体制剂。有溶液剂、芳香水剂、甘油剂、醑剂、糖浆剂等。溶液的分散相小于1nm,制剂均匀澄明。高分子溶液剂是指高分子化合物溶解于溶剂中制成的均相的液体制剂。溶液的分散相1~100nm,也属于胶体,形成的液体制剂亦称为胶体型液体制剂。溶液型液体制剂常用的溶剂有水、乙醇、丙二醇、甘油或其混合液、脂肪油等。

2.制备方法　低分子溶液型液体制剂的一般制备流程为:药物的称量和量取→溶解→过滤→质量检查→包装。其制备方法主要有溶解法、稀释法和化学反应法,以溶解法最为常用。络合助溶是增加难溶性药物在水中溶解度的有效手段之一。如利用碘化钾与碘形成络合物,制得浓度较高的碘制剂。有机药物常用的络合助溶剂是有机酸及其羟基衍生物生成酸或盐,亦可以是酰胺类。本实验附注中咖啡因采用水杨酸钠为络合助溶剂,形成水杨酸钠咖啡因增加了咖啡因的溶解度。

高分子溶液和胶体溶液的配制过程基本上与低分子溶液型液体制剂类同,不同之处是将药物溶解时,宜采用分次撒布在水面上或将药物黏附于已湿润的器壁上,使之迅速地自然膨胀而胶溶。

制备时,液体药物量取体积单位常用 mL 或 L,固体药物系称重,单位是 g 或 kg。相对密度有显著差异的药物量取或称重时,需要考虑其相对密度。以液滴计数的药物要用标准滴管,且需预先进行测定。20℃时1mL 蒸馏水用标准滴管来计数,为 20 滴,其重量误差可在 0.90~1.10g 之间。药物的称量次序通常按处方记载顺序进行,有时亦需变更,特别是麻醉药应最后称取,且需有人核对,并登记用量。量取液体药物应用少量蒸馏水荡洗量具,荡洗液合并于容器中。

药物加入的次序,一般以助溶剂、稳定剂等附加剂应先加入;固体药物中难溶性的应先加入溶解;易溶药物、液体药物及挥发性药物后加入;酊剂特别是含树脂性的药物加到水性混合液中时,速度宜慢,且需随加随搅。为了加速溶解,可将药物研细,以处方溶剂的 1/2~3/4 量来溶解,必要时可搅拌或加热,但受热不稳定的药物以及遇热反而难溶解的药物则不应加热。固体药物原则上应另用容器溶解,以便于必要时加以过滤(有异物混入或者为了避免溶液间发生配伍变化者),并加溶剂至定量。

胶体溶液处方中遇到有电解质时,需用溶剂稀释后加入。如需过滤,所选用滤材应与胶体溶液荷电性相适应,最好采用不带电荷的过滤器,以免凝聚。

最后成品应进行质量检查,合格后选用清洁适宜的容器包装,并以标签(内服药用白底蓝字或黑字标签;外用药用白底红字标签)标明用法用量。

三、实验内容与操作

(一)实验材料与设备

1. 实验材料　薄荷油、滑石粉、轻质碳酸镁、活性炭、聚山梨酯 80、乙醇、碘、碘化钾、硼砂、碳酸氢钠、液体酚、甘油、硫酸亚铁、枸橼酸、薄荷油、蔗糖、蒸馏水、氢氧化钠、豆油、甲酚、软皂、胃蛋白酶、甘油、稀盐酸、醋酸钠缓冲液、鲜牛奶、咖啡因、水杨酸钠、硫酸、硫代硫酸钠、淀粉指示液。

2. 仪器与设备　研钵、细口瓶、量瓶、试管、吸管、滤器、移液管、碘瓶、pH 试纸、恒温水浴箱。

(二)实验部分

薄荷水

【处方】

处方号	1	2	3
薄荷油	0.2mL	0.2mL	2mL
滑石粉	1.5g		
聚山梨酯 80		1.2g	2g
90%乙醇			60mL
蒸馏水加至	100mL	100mL	100mL

【制法】

1. 处方 1　取薄荷油,加滑石粉,在研钵中研匀,移至细口瓶中,加入蒸馏水,加盖,振摇 10min 后,反复过滤至滤液澄明,再由过滤器上加适量蒸馏水,使成 100mL,即得。

另用轻质碳酸镁、活性炭各 1.5g,分别按上法制备薄荷水。记录不同分散剂制备薄荷水所观察到的结果。

2.处方2　取薄荷油,加聚山梨酯80(吐温80)搅拌,加入蒸馏水充分搅拌溶解,过滤至滤液澄明,再由过滤器上加适量蒸馏水,使成100mL,即得。

3.处方3　取薄荷油,加聚山梨酯80搅拌,在搅拌下,缓慢加入乙醇(90%)及蒸馏水适量溶解,过滤至滤液澄明,再由过滤器上加适量蒸馏水制成100mL,即得。

【作用与用途】

本品为芳香调味药与祛风药,用于胃肠充气。

【质量检查】

1.外观与性状　本品应为无色澄明或几乎澄明的薄荷油的饱和水溶液,具薄荷的香气。比较不同方法制得薄荷水的pH、澄明度、嗅味等。

2.鉴别与含量测定　按《中国药典》或有关制剂手册各制剂项下检查方法检查,应符合规定。

【制剂评注】

1.本品为薄荷油的饱和水溶液(约0.05%,mL/mL),处方用量为溶解量的4倍,配制时不能完全溶解。

2.滑石粉等分散剂,应与薄荷油充分研匀,使薄荷油吸附于分散剂颗粒的表面,增大与水的接触面,以利加速溶解过程。

3.聚山梨酯80为增溶剂,应先与薄荷油充分搅匀,再加水溶解,以利增溶加速溶解。

4.处方3为增溶-复溶解法制得的浓薄荷水。

复方碘溶液

【处方】

碘	1g
碘化钾	2g
蒸馏水	加至20mL

【制法】

取碘化钾,加蒸馏水适量,配成浓溶液,再加碘溶解后,最后添加适量的蒸馏水,使全量成20mL,即得。

【作用与用途】

本品可用于缺碘引起的疾病如甲状腺肿等辅助治疗。

【质量检查】

1.外观　应为深棕色的澄明液体,有碘臭。

2.鉴别与含量测定　按《中国药典》或有关制剂手册各制剂项下检查方法检查,应符合规定。

【制剂评注】

1.碘在水中溶解度小,加入碘化钾作助溶剂使成KI_3,溶解于水。

2.为使碘能迅速溶解,宜先将碘化钾加适量蒸馏水(1∶1)配制浓溶液,然后加入碘溶解。

3.碘有腐蚀性,勿接触皮肤与黏膜。

复方硼酸钠溶液

【处方】

硼砂	0.75g
碳酸氢钠	0.75g
液体酚	0.15mL
甘油	1.75mL
蒸馏水	加至 50.0mL

【制法】

取硼砂溶于约 25mL 热蒸馏水中,放冷后加入碳酸氢钠溶解。另取液体酚加入甘油中搅匀,加入硼砂、碳酸氢钠溶液中,随加随搅拌,待气泡停止后,加适量蒸馏水使成 50mL,过滤,即得。

【作用与用途】

本品为含漱剂,用于口腔炎、咽喉炎及扁桃体炎等。

【质量检查】

1. 外观　应为粉红色的澄明液体,具苯酚臭味。

2. 鉴别与含量测定　按《中国药典》或有关制剂手册各制剂项下检查方法检查,应符合规定。

【制剂评注】

1. 硼砂易溶于热水,但碳酸氢钠在 40℃ 以上易分解,故先用热水溶解硼砂,放冷后再加入碳酸氢钠。

2. 本品中含有硼砂、甘油及碳酸氢钠经化学反应生成的甘油硼酸钠与酚均具有杀菌作用,其化学反应如下:

$$Na_2B_4O_7 \cdot 10H_2O + 4C_3H_3(OH)_3 \longrightarrow 2C_3H_5(OH)NaBO_3 + 2C_3H_5(OH)HBO_3 + 13H_2O$$
$$C_3H_5(OH)HBO_3 + NaHCO_3 \longrightarrow CH_3H_5(OH)NaBO_3 + CO_2 \uparrow + H_2O$$

如将液体酚先溶于甘油中再加入,能使均匀分布于溶液中。碳酸氢钠使溶液呈碱性反应,能中和口中的酸性物质,故亦具有清洁黏膜的作用,常用水稀释 5 倍后作含漱剂。

3. 本品常用伊红着红色,以示外用不可内服。

硫酸亚铁糖浆

【处方】

硫酸亚铁	1.5g
枸橼酸	0.105g
蔗糖	41.25g
薄荷油	0.01mL
蒸馏水	50.0mL

【制法】

取预先研细的硫酸亚铁、枸橼酸、薄荷油与蔗糖 10g,加蒸馏水 25mL,强烈振摇,溶解后反复过滤,至滤液澄明为止。加剩余的蔗糖与适量的蒸馏水,使全量成 50mL,搅拌,溶解后,用纱布过滤,即得。

【作用与用途】

本品为抗贫血药,用于治疗缺铁性贫血。

【质量检查】

1. 外观与性状。

2. 鉴别与含量测定 按《中国药典》或有关制剂手册各制剂项下检查方法检查,应符合规定。

【制剂评注】

1. 本品采用冷溶法制备,薄荷油不能完全溶解,有一部分油析出,应用水湿润的滤材反复过滤澄清。

2. 蔗糖宜按上法分次加入溶解,避免溶液黏稠,不易过滤。

3. 硫酸亚铁在水溶液中容易氧化,加入枸橼酸使溶液呈酸性,能促使蔗糖转化成果糖和葡萄糖,具有还原性,有助于阻滞硫酸亚铁的氧化。

4. 本品冷溶法制备,操作时间过长,往往容易染菌,不易保存。

甲酚皂溶液

【处方】

处方号	1	2
甲酚	25mL	25mL
豆油	8.65g	
氢氧化钠	1.35g	
软皂		25g
蒸馏水加至	50mL	50mL

【制法】

1. 处方 1 取氢氧化钠,加蒸馏水 5mL,溶解后,加豆油,置水浴上加热,时时搅拌,至取溶液 1 滴,加蒸馏水 9 滴,无油滴析出,即为已完全皂化。加甲酚,搅匀,放冷,再添加适量的蒸馏水,使成 50mL,混合均匀,即得。

2. 处方 2 将甲酚、软皂加入一起搅拌混溶,添加适量蒸馏水至全量,搅拌均匀,即得。

分别取处方 1 和 2 制得成品 1mL,各加蒸馏水稀释至 100mL,观察并比较其外观。

【作用与用途】

本品为消毒防腐药,用于消毒手、敷料、器械和处理排泄物等。

【质量检查】

1. 外观 应为微黄色的溶液。

2. 鉴别与含量测定 按《中国药典》或有关制剂手册各制剂项下检查方法检查,应符合规定。

【制剂评注】

1. 甲酚(亦称煤粉)与苯酚的性质相似,较苯酚的杀菌力强,较高浓度时,对皮肤有刺激性,操作宜慎。

2. 甲酚在水中溶解度小(1：50)，利用肥皂增溶作用，制成 50％甲酚皂溶液。

3. 1 法皂化程度完全与否与成品质量有密切关系，皂化速度可因加少量乙醇(约制品全量的 5.5％)而加速反应，待反应完全后再加热除醇。

4. 甲酚、肥皂、水三组分形成的溶液是一种复杂的体系，具有胶体溶液的特性。按上述处方比例制成的制剂为澄清溶液，且用水稀释时亦不呈现浑浊状态。

胃蛋白酶合剂

【处方】

胃蛋白酶	1.20g
稀盐酸	1.20mL
甘油	12.0mL
蒸馏水	60.0mL

【制法】

1 法：取稀盐酸与处方量约 2/3 的蒸馏水混合后，将胃蛋白酶撒在液面使其自然膨胀溶解，必要时轻加搅拌，加甘油混匀，并加适量水至足量，即得。

2 法：取胃蛋白酶加稀盐酸研磨，加蒸馏水溶解后加入甘油，再加水至足量混匀，即得。

【制剂评注】

1. 胃蛋白酶极易吸潮，称取操作宜迅速，胃蛋白酶的消化活力应为 1：3000，若用其他规格则用量应按规定折算。

2. 强力搅拌以及用棉花、滤纸过滤，对其活性和稳定性均有影响，故宜注意操作，其活性通过试验可作比较。

【质量检查】

1. 外观 胃蛋白酶合剂为微黄色胶体。

2. 胃蛋白酶活力测定

(1)醋酸钠缓冲液的制备 取冰醋酸 92g 和氢氧化钠 43g，分别溶于适量蒸馏水中，将两液混合，并加蒸馏水稀释成 1000mL，此溶液的 pH 值为 5。

(2)牛乳醋酸钠混合液的制备 取等体积的醋酸钠缓冲液和鲜牛奶混合均匀即得。此混合液在室温密闭贮存，可保存 2 周。

(3)活力试验 精密吸取本品 0.1mL，置试管中，另用吸管加入牛乳醋酸钠混合液 5mL，从开始加入时计起，迅速加毕，混匀，将试管倾斜，注视沿管壁流下的牛乳液，至开始出现乳酪蛋白的絮状沉淀为止，计时，记录凝固牛乳所需的时间，以上试验全部需在 25℃进行。

(4)计算 胃蛋白酶活力愈强，凝固牛乳愈快，即凝固牛乳液所需时间愈短，故规定凡胃蛋白酶能使牛乳液在 60s 未凝固时的活力强度称为 1 活力单位。为此 20s 未凝固的则为 60/20，即 3 个活力单位，最后换算到每 1mL 供试液的活力单位。

四、实验结果与讨论

1. 薄荷水 比较三种处方不同方法制备的异同，记录于表 1-1 中，并说明各自特点与其适用性。

表 1-1　不同方法制得薄荷水的性状

处　方	pH	澄清度	嗅　味
1. 滑石粉			
碳酸镁（轻质）			
活性炭			
2. 聚山梨酯 80			
3. 聚山梨酯 80 与 90％乙醇			

2. 复方碘溶液　描述成品外观性状，观察碘化钾溶解的水量与加入碘的溶解速度。

3. 复方硼酸钠溶液　描述成品外观性状，讨论制剂杀菌原理。

4. 硫酸亚铁糖浆　描述成品外观性状，讨论冷溶法存在的不足。

5. 甲酚皂溶液　比较上述处方所制的成品能否加水任意稀释，均可得到澄明溶液。

6. 胃蛋白酶合剂　描述两法制的成品外观性状以及记录与活力试验中分别凝乳时间。

五、思考题

1. 制备薄荷水时加入滑石粉、轻质碳酸镁、活性炭的作用是什么？欲制得澄明液体的关键操作是什么？

2. 薄荷水中加入聚山梨酯 80 的增溶效果与其用量（临界胶团浓度）有关，临界胶团浓度可用哪些方法测定？

3. 复方碘溶液中碘有刺激性，口服时应作何处理？

4. 复方硼酸钠溶液为消毒防腐剂，为什么漱口时宜加 5 倍量温水稀释？慎勿咽下。

5. 试提出制备硫酸亚铁糖浆的新方法。

6. 试写出甲酚皂溶液制备过程中采用的皂化反应式，有哪些植物油可代用豆油，它们对成品的杀菌效力有无影响？

7. 简述影响胃蛋白酶活力的因素及预防措施。

六、附　录

通过测定咖啡因在不同浓度水杨酸钠中的溶解度，了解水杨酸钠对咖啡因的络合助溶作用。具体操作如下：

1. 按表 1-2 配制不同浓度的水杨酸钠水溶液，分别精密量取 10mL，置干燥 50mL 量瓶中，按表 1-2 加入咖啡因粉末，密塞。

2. 将上述量瓶置 25 ± 0.5℃恒温水浴振荡器中振摇 1h，待达平衡后立即取出过滤到干燥试管中，弃去初滤液约 2mL，续滤液备用。

3. 精密吸取续滤液 2mL，置 50mL 量瓶中，加 1mol/L 硫酸 2mL，再精密吸取 0.05mol/L 碘溶液 25mL 混匀，用蒸馏水稀释至刻度，摇匀，放置 15min，过滤，弃去初滤液约 15mL，精密吸取续滤液 25mL 于碘瓶中，用约 $0.1mol/L Na_2S_2O_3$ 标准液滴定，待碘液变淡黄近终点时，加新配置的淀粉指示液 3mL，混匀为蓝色溶液，继续滴至蓝色恰消失。同样操作一份空白。（在操作中注意防止碘挥发）

4.水杨酸钠相对分子质量为 160.11,无水咖啡因相对分子质量为 194.2,1 分子咖啡因相当于 4 分子硫代硫酸钠,由下式计算咖啡因的溶解度:

$$咖啡因的浓度(mol/L) = (MV' - MV) \times 1000/4$$

式中 M 为硫代硫酸钠的浓度(mol/L),V' 与 V 分别为空白与咖啡因消耗 $Na_2S_2O_3$ 体积(L)。结果记录在表 1-2 中。

5.将实验所得咖啡因的浓度(mol/L)为纵坐标,水杨酸溶液的浓度(mol/L)为横坐标,作图,根据图形计算斜率,求出两者络合的分子比。

表 1-2　咖啡因在不同浓度水杨酸钠中的溶解度测定数据

编　号	水杨酸钠浓度 (mol/L)	咖啡因加入量 (g/mL)	约 0.1mol/L $Na_2S_2O_3$ 标准液消耗量(L)	咖啡因浓度 (mol/L)
1				
2				
3				
4				
5				

七、参考文献

[1]顾学裘主编.药物制剂注解.北京:人民卫生出版社,1983.
[2]崔福德主编.药剂学.北京:人民卫生出版社,第 6 版,2007.
[3]崔福德主编.药剂学实验.北京:人民卫生出版社,2010.
[4]李向荣主编.药剂学.杭州:浙江大学出版社,2010.
[5]林宁主编.药剂学实验.北京:中国医药科技出版社,1998.

(李向荣)

实验二　混悬型液体制剂的制备

一、实验目的

1.掌握混悬剂的一般制备方法及质量评定方法。

2.熟悉稳定剂(润湿剂、助悬剂、絮凝剂与反絮凝剂等)的选用原则和方法。

二、实验指导

1.基本概念　混悬型液体制剂(简称混悬剂)是指难溶性固体药物以微粒状态分散于分散介质中形成的非均相的液体制剂,可供内服、外用或注射。微粒一般在 $0.5 \sim 10\mu m$ 之间,小的可为 $0.1\mu m$,大的可达 $50\mu m$,属于热力学不稳定的粗分散体系。混悬微粒大小应符合该剂型的要求;分散均匀,沉降较慢,下沉的微粒经振摇易再分散,便于准确分剂量;黏度符合要求,口服混悬剂的色香味应适宜,外用混悬剂应易于涂布,不易流失,干后有保护层。

混悬剂不稳定性的最主要因素是微粒的沉降,其沉降速度符合 Stoke 定律:

$$V = \frac{2r^2(\rho_1 - \rho_2)g}{9\eta} \tag{2-1}$$

式中:V 为沉降速度,cm/s;r 为微粒半径,cm;ρ_1、ρ_2 分别为微粒和分散介质的密度,g/cm^3;g 为重力加速度,cm/s^2;η 为分散介质的黏度,g/(cm · s)。从式(2-1)可看出,微粒沉降速度与微粒半径平方、微粒与分散介质的密度差成正比,与分散介质的黏度成反比。所以选用粒度小的药物以及加入助悬剂增加分散介质的黏度,均可以降低微粒的沉降速度。

除降低药物粒度及加入助悬剂增加混悬剂的稳定性以外,还往往需加入润湿剂、絮凝剂与反絮凝剂等稳定剂。

润湿剂通常为一些表面活性剂,能降低固液界面张力,改善药物的润湿与分散。但用量应适宜,否则易使颗粒下降结块,不易摇匀。

絮凝剂是一类能中和颗粒电荷,降低微粒 Zeta 电位至一定程度而使微粒发生絮凝的电解质。由于絮凝物质振摇后易再分散,可克服混悬颗粒结块,不易再分散的缺点。

反絮凝剂能增加微粒的 Zeta 电位,使微粒间斥力增加,降低絮凝程度,使液体保持较低黏度和良好的流动性或涂展性。

2.制备方法　混悬剂的制备方法有分散法和凝聚法。

(1)分散法的一般流程为:固体药物→粉碎→润湿→分散→助悬、絮凝→质量检查→分装。

分散法制备混悬液时,亲水性药物,一般先研至一定细度,再加液研磨和稀释,加液研磨时通常取药物 1 份,加 0.4～0.6 份液体分散介质为宜;质重、硬度大的药物制备混悬剂时,可用"水飞法";遇水膨胀的药物配制时不宜采用加液研磨;疏水性药物,应先将药物与润湿剂研匀,再加液研磨、稀释。

(2)凝聚法是将分子或离子状态的药物借助物理或化学方法在分散介质中凝聚成新相。化学凝聚法是将两种或两种以上的药物分别制成稀溶液,混合并急速搅拌,使产生化学反应,制成混悬型液体制剂。制备时应注意化学反应生成沉淀的条件,以便制得均匀细腻的新生沉淀。处方中有盐类,易先制成稀溶液加入,以防可能发生的脱水作用。

三、实验内容与操作

(一)实验材料与设备

1.实验材料　炉甘石、氧化锌、液化酚、甘油、西黄蓍胶、羧甲基纤维素钠、聚山梨酯 80、三氯化铝、枸橼酸钠、蒸馏水、稀盐酸、亚铁氰化钾试液、硫氰酸铵试液、硫酸氢钾、甲基红、氨试液、氨一氯化铵缓冲液、乙二胺四乙酸二钠液、磺胺嘧啶、氢氧化钠、枸橼酸、羟苯乙酯、单糖浆、香精、硫酸铜试液、亚硝酸钠、碘化钾淀粉试纸、沉降硫、硫酸锌、樟脑醋、硫酸、香草醛、氯化钡试液、铬黑 T 指示剂、

2.仪器与设备　研钵、量筒或刻度试管、移液管、容量瓶、滤纸。

（二）实验部分

炉甘石洗剂

【处方】

处方号	1	2	3	4	5	6
炉甘石	3.0g	3.0g	3.0g	3.0g	3.0g	3.0g
氧化锌	1.5g	1.5g	1.5g	1.5g	1.5g	1.5g
液化酚	0.15g	0.15g	0.15g	0.15g	0.15g	0.15g
甘油	1.5g	1.5g	1.5g	1.5g	1.5g	1.5g
西黄蓍胶	0.15g					
羧甲基纤维素钠		0.15g				
聚山梨酯80			0.6g			
三氯化铝				0.036g		
枸橼酸钠					0.15g	
蒸馏水加至	30.0mL	30.0mL	30.0mL	30.0mL	30.0mL	30.0mL

【制法】

1.分别制备各处方的稳定剂

处方1:称取西黄蓍胶0.15g,加乙醇数滴润湿均匀,加蒸馏水20mL于研钵中,研成胶浆。

处方2:称取羧甲基纤维素钠(CMC-Na)0.15g,加20mL蒸馏水,加热溶解成胶浆。

处方3:称取聚山梨酯80(Tween-80)配成10％的水溶液备用。

处方4:三氯化铝配成0.36％的水溶液,取用10mL。

处方5:枸橼酸钠0.15g加蒸馏水10mL溶解,备用。

2.称取过100目筛的炉甘石、氧化锌于研钵中,按各号处方加入蒸馏水或稳定剂溶液研成糊状,再加液化酚、甘油研匀,最后加水至足量,研磨均匀即得1～6号处方的洗剂,6号为对照管。

3.将上述6个处方的洗剂,分别倒入6个有刻度的量筒或试管中,塞住管口同时振摇相同次数,分别放置10～120min,记录各个时间的沉降体积或高度,H_0最初总高度(体积),H为放置后的沉淀高度(体积),计算各个放置时间的沉降体积比$F = H/H_0$。记录试管或量筒的刻度。

4.试验最后将试管倒置翻转(即±180°为一次),记录放置几小时后,使管底沉降物完全分散的翻转次数。

【作用与用途】

本品具有收敛、杀菌作用。用于各种皮肤炎症如亚急性皮炎、湿疹等

【质量要求】

1.性状　本品为淡红色混悬液。久置后分层,但摇匀后易重新分散。

2.定性鉴别

(1)摇匀后取本品 2mL,加稀盐酸即泡沸(放出二氧化碳气体),此气体通入氢氧化钙溶液中,即生成白色沉淀。

(2)取鉴别 1)项下的稀酸溶液,加亚铁氰化钾试液,即生成白色沉淀,加稀盐酸不溶解。

(3)取鉴别 1)项下的稀酸溶液,加硫氰酸铵试液,即显红色。

(4)摇匀后取本品 2mL,加硫酸氢钾 0.5g,加热,发出丙烯醛刺激性臭气,并使润湿的奈氏试纸显黑色。

3.检查

(1)装量:按照《中国药典》2010 年版(一部)附录ⅦC 最低装检查法检查,应符合规定。

(2)微生物限度:按照《中国药典》2010 年版(一部)附录ⅧC 微生物限度检查法检查,应符合规定。

4.含量测定　将本品摇匀,用移液管精密量取 5mL,置 200mL 量瓶中,用水分次洗净移液管内壁的附着物,洗液并入量瓶中,加稀盐酸 10mL,充分振摇使沉淀物不再继续溶解,加水至刻度,摇匀,用干燥滤纸滤过,弃去初滤液,精密量取续滤液 10mL,加 0.025%甲基红乙醇溶液 1 滴,滴加氨试液至微黄色,再加氨—氯化铵缓冲液(pH10)10mL,铬黑 T 指示剂少许,用乙二胺四乙酸二钠液(0.5mol/L)滴定至溶液由紫红色转为纯蓝色。每毫升乙二胺四乙酸二钠液(0.5mol/L)相当于 4.069mg ZnO。

$$ZnO\%(g/mL)=乙二胺四乙酸二钠液消耗体积×1.628$$

【制剂评注】

1.炉甘石为含少量氧化铁的碱式碳酸锌。《中国药典》2010 年版规定本品按干燥计算,含 ZnO 不得少于 40%。因此,本洗剂中含锌化物的量以 ZnO 计应不少于 10%×40%+5% =9%。

2.本实验中应用的羧甲基纤维素钠除能增加分散介质的黏度以延缓沉降外,还能形成一带电的水化膜包裹在颗粒表面,防止聚集。甘油可降低固体颗粒和分散介质间的界面张力,从而减少粒子聚集的倾向。使用时,当水分蒸发后,也有利于药物滞留在皮肤上。

3.氧化锌和炉甘石微粒在水中荷负电,若加入少量带相反电荷的絮凝剂(如三氯化铝),可降低粒子的 Zeta 电位,使颗粒形成网状疏松的聚集体,从而防止沉淀结块,容易再分散;若加入少量带相同电荷的反絮凝剂(如枸橼酸钠),可增加粒子的 Zeta 电位而防止聚集,增加混悬剂的流动性,使易于倾倒。

4.为使药物颗粒细小,分散均匀,制备时可采用胶体磨、超声波发生器等处理。

磺胺嘧啶合剂

【处方】

磺胺嘧啶	5.0g	4%羟苯乙酯醇液	1mL
氢氧化钠	0.8g	单糖浆	20mL

| 枸橼酸 | 1.4g | 香精 | 适量 |
| 枸橼酸钠 | 3.25g | 蒸馏水加至 | 100mL |

【制法】

取氢氧化钠分次加入约 25mL 水中，搅拌溶解，加入磺胺嘧啶并不断搅拌使溶解，添加适量蒸馏水至 30mL，搅匀得淡黄色甲液。

取枸橼酸、枸橼酸钠加蒸馏水至 10mL，搅拌使溶解，得乙液。将乙液慢慢倒入甲液中，不断搅拌，析出微晶。

取 4% 羟苯乙酯醇液依次加入约 30mL 蒸馏水中，搅拌溶解后将单糖浆及香精加入，混匀，得丙液。将其加入上述含微晶的液体中，急速搅拌并加水至 100.0mL，摇匀即得。

【作用与用途】

本品具有抑制细菌生长繁殖的作用。用于治疗脑膜炎球菌、肺炎球菌、溶血性链球菌及淋球菌等所致的疾病。

【质量要求】

1. 性状　本品为白色混悬液，放置有经振摇能均匀分散的沉淀；无臭，味甜、微苦。

2. 定性鉴别　取本品 0.5mL，加 0.1mol/L 氢氧化钠液 0.5mL，加硫酸铜试液 1 滴，即发生黄绿色沉淀，随即变为淡灰褐色。

3. 检查　沉淀体积比、微生物限度等应符合《中国药典》2010 年版（二部）附录制剂通则 IO 项下的有关规定。

4. 含量测定　精密量取本品 1mL，加稀盐酸 3mL，溶解后，加水 5mL，用 0.1mol/L 亚硝酸钠液滴定，将滴定管尖插入液面下 2/3 处，迅速滴定至用细玻棒蘸取少许溶液，划过碘化钾淀粉试纸，即显蓝色的条痕，停止滴定 1min 后，再蘸取少许溶液划过一次，仍显蓝色条痕，即为终点。1mL 0.1mol/L 亚硝酸钠液相当于 0.02503g 磺胺嘧啶（$C_{10}H_{10}O_2N_4S$）。本品 1mL 含 0.1g 磺胺嘧啶，应消耗 0.1mol/L 亚硝酸钠液 3.8～4.2mL。

【制剂评注】

1. 磺胺类药物难溶于水，可溶于碱液形成盐。但钠盐水溶液不稳定，极易吸收空气中的二氧化碳而析出沉淀，同时也易受光线和重金属离子的催化而氧化变色，所以一般不制成其钠盐溶液剂供内服。

2. 本制备工艺采用微粒结晶法（化学凝聚法），用酸调节磺胺钠盐溶液时，即析出磺胺微晶。次微晶直径在 10μm 以下（比原粉减少 4～5 倍），直接配成混悬液，稳定性好，沉降缓慢，克服了用一般分散法制备磺胺类混悬液时易出现的分层、粘瓶、不易分散且吸收差等缺点。

3. 磺胺嘧啶遇光易变色，故应密闭避光保存。

4. 磺胺嘧啶在体内排泄较慢，其生物半衰期为 17h。在体内乙酰化后产生乙酰磺胺，在酸性尿液中易析出结晶，故处方中加有适量枸橼酸钠起碱化尿液的作用。羟苯乙酯为防腐剂，单糖浆为矫味剂，兼有增稠作用。

复方硫磺洗剂

【处方】

沉降硫	3.0g
硫酸锌	3.0g
樟脑醑	25mL
甘油	10mL
蒸馏水	加至 100mL

【制法】

取沉降硫,研细过 100 目筛,置乳钵中加入甘油研匀,加少量硫酸锌溶液(硫酸锌溶于 25mL 水中),不断研磨,成稀糊状,然后加入剩余的硫酸锌溶液、樟脑醑,随加随研至混悬状,再添加蒸馏水至全量,搅匀,即得。

【作用与用途】

本品具有保护皮肤,抑制皮脂分泌,轻度杀菌与收敛。用于皮脂溢出症、痤疮、疥疮等。

【质量要求】

1.性状 本品为黄色混悬液体,有硫、樟脑的特臭。

2.定性鉴别

(1)硫 取本品 5mL 过滤,残渣用乙醇洗涤后,置火焰中燃烧,火焰,显蓝色,并有二氧化硫的特殊刺激臭气。

(2)樟脑 取本品上清液 1mL,加硫酸 1 滴与香草醛结晶 1 小粒,显红紫色。

(3)硫酸锌 取本品 10mL 过滤,将滤液分成两份。取一份滤液,加氯化钡试液,即生成白色沉淀,分离,沉淀在盐酸或硝酸中均不溶解。取另一份滤液,加亚铁氰化钾试液,即生成白色沉淀,分离,沉淀在稀盐酸中不溶解。

3.检查

(1)装量 依据《中国药典》2010 年版(二部)附录 ⅩF 最低装量检查法检查,应符合规定。

(2)微生物限度检查 依照《中国药典》2010 年版(二部)附录 ⅩⅠJ 微生物限度检查法检查,不得检出金黄色葡萄球菌、铜绿假单胞菌等致病菌及螨,每毫升洗剂中细菌数不得超过 100 个,霉菌、酵母菌数不得超过 100 个。

4.含量测定 将本品摇匀,精密量取 10mL,置 25mL 量瓶中,用水洗涤移液管 3 次,洗液并入量瓶中,加水稀释至刻度,摇匀,过滤,弃去初滤液,精密量取续滤液 10mL,加氨-氯化铵缓冲液(pH＝10.0)5mL 与铬黑 T 指示剂少许,用乙二胺四乙酸二钠液(0.5mol/L)滴定至溶液由紫红色转为纯蓝色。每毫升乙二胺四乙酸二钠液(0.5mol/L)相当于 14.38mg 的硫酸锌。

【制剂评注】

1.硫磺具有杀菌、收敛、抑制皮脂溢出作用;硫酸锌对痤疮有一定疗效;樟脑具有活血止痒作用;甘油为润湿剂,兼有助悬作用。

2.医药用硫磺根据加工处理方法不同,分为精制硫、沉降硫、升华硫。沉降硫的颗粒最细,故在本方硫选用沉降硫。

3.硫磺为疏水性药物,不被润湿,但能被甘油润湿,故先加入甘油与之充分研磨,润湿后再与其他药物研和,有利于硫磺的分散。甘油还可增加分散介质的黏度,起助悬作用,也可使用甲基纤维素等高分子物质作助悬剂。

4.本方中禁用软肥皂作润湿剂,因其能与硫酸锌生成不溶性的二价锌皂。

5.樟脑醑含樟脑 $9.2\% \sim 10.4\%$（g/mL）、乙醇 $80\% \sim 87\%$,操作中应以细流缓缓加入混合液中,并急速搅拌,使樟脑析出的颗粒较细。

四、实验结果与讨论

1.不同稳定剂对炉甘石洗剂稳定效果的比较　将实验结果记录于表2-1,比较不同稳定剂的效果。根据表中的数据。以沉降体积比 $F=H/H_0$ 为纵坐标,时间为横坐标,绘出炉甘石洗剂各处方的沉降曲线,讨论其结果。沉降试验观察完毕,试翻转沉降物再分散,记录翻转次数,讨论其结果。

表 2-1　炉甘石洗剂的沉降容积比与再分散性数值

时间（min）	处方号											
	1		2		3		4		5		6	
	H	H/H_0	H	H/H_0	H	H/H_0	H	H/H_0	H	H/H_0	H	H/H_0
0												
5												
10												
30												
60												
90												
120												
沉降物质再分散翻转次数												

2.复方硫磺洗剂和磺胺嘧啶合剂　记录两制剂的质量检查。

五、思考题

1.混悬剂的稳定性与哪些因素有关?

2.分析炉甘石洗剂与硫磺洗剂在制备方法上有何不同? 为什么?

3.磺胺嘧啶合剂处方中枸橼酸、香精的作用是什么?

六、参考文献

[1]顾学裘主编.药物制剂注解.北京:人民卫生出版社,1983.

[2]崔福德主编.药剂学.北京:人民卫生出版社,第6版,2007.

[3]崔福德主编.药剂学实验.北京:人民卫生出版社,2010.

[4]林宁主编.药剂学实验.北京:中国医药科技出版社,1998.

（李向荣）

实验三　乳剂的制备

一、实验目的

1. 掌握乳剂的一般制备方法和制备原理。
2. 熟悉乳剂类型的鉴别,以及油乳化所需亲水亲油平衡值(HLB值)的测定方法。

二、实验指导

1. 基本概念　乳剂(亦称乳浊液)是指两种互不相溶的液体、借助表面活性剂的乳化作用,使一种液体以液滴态分散在另一种液体中形成的不均匀的微粒分散体系。其中以液滴态分散的液体称为分散相、内相或不连续相;另一种液体称为分散介质、外相或连续相。根据粒子大小可分为普通乳:粒径较大,通常在 $0.5 \sim 100 \mu m$ 范围;亚微乳:粒径在 $0.1 \sim 0.5 \mu m$ 范围,常作为胃肠外给药的载体,静脉注射脂肪乳应为亚微乳;纳米乳:粒径为 $0.1 \mu m$ 以下,外观上是透明液体。

乳剂的基本组成是水相、油相和乳化剂。其中:①水相包括水、水溶性药物、缓冲剂、渗透调节剂等;②油相由油脂类(如液状石蜡、硬脂酸、硅油、蜡质、凡士林及植物油)、油状药物或脂溶性药物等组成;③乳化剂是起乳化作用的表面活性剂。

一般乳剂是供外用或口服的 O/W 或 W/O 型乳剂。新型乳剂包括两方面内容:静脉营养输送乳剂和靶向给药乳剂。前者是将高能量脂肪物质,包括人体必须脂肪酸及脂溶性维生素等以 O/W 型乳剂通过静脉输入机体,起到补充能量和必需的化合物作用。后者是抗癌药物以乳剂为载体通过注射或口服给药后导向肿瘤组织,提高抗肿瘤效果,降低不良作用。

影响乳剂稳定性的因素包括:①乳化剂:乳化剂在被机械力分散的浓滴周围形成稳定的薄膜,以防止液滴聚合而稳定乳剂。乳化剂的 HLB 值和用量适宜与否,对乳剂稳定性起着至关重要的作用。②分散相的浓度。③外相环境:O/W 型乳剂的外相 pH 值、离子强度和氨基酸的掺入,也会影响其稳定性。④贮存条件:贮存的温度是影响乳剂稳定性最重要的因素之一。随贮存时间延长乳剂的分散性也会逐渐趋向不稳定性。⑤成品的粒度:细且均匀,乳剂稳定,反之,粗且不均匀则不稳定。此外,乳化时的温度、机械力及时间,内、外相和乳化剂的混合顺序等均对乳剂的稳定性有影响。

乳化剂选择:适宜的乳化剂是制备稳定乳剂的关键。乳化剂的选择除考虑其乳化能力外,还应考虑其毒性、刺激性、乳剂的给药途径、使用目的、药物性质及油的种类等。O/W 型乳剂应选择 O/W 型乳化剂,W/O 型乳剂应选择 W/O 型乳化剂。乳化剂混合使用有很多优点:可调节乳化剂的 HLB 值使其有更好的适应性;增加乳化膜的牢固性;增加乳剂的黏度,提高乳剂的稳定性。

常用乳化设备:高速搅拌器、胶体磨、超声波乳化器、高压乳匀机。

2. 制备方法　乳剂的制备方法有干胶法、湿胶法、新生皂法及机械法等。干胶法是将胶粉与油混合均匀,加入一定量水,乳化成初乳,再逐渐加水稀释至全量。湿胶法是将胶先溶于水中制成胶浆作为水相,将油相分次加入水相中,研磨制成初乳,再加水至全量。乳浊液中药物的添加方法,需根据药物的溶解性能采用不同的方法加入。新生皂法是将油与碱混合,使在高温下生成新生皂为乳化剂,经搅拌形成乳剂。机械法是先将油、水和乳化剂混合,然后借助机械提供的强大能量乳化而形成乳剂。

3.乳剂的质量评定

(1)测定乳剂的粒径大小及其分布:静脉注射乳剂要求乳滴直径小于 0.5μm,乳滴大小均匀。

(2)分层现象观察:为了在短时间内观察乳剂的分层,可用离心法加速其分层,以 4000r/min离心 15min,如不分层可认为乳剂质量稳定。

(3)乳滴合并速度测定。

(4)稳定常数的测定:离心分光光度法可用于评价乳剂的物理稳定性,将乳剂离心前后光密度变化百分率称为稳定常数,用 K_e 表示,表达式为:

$$K_e = (A_0 - A)/A \tag{3-1}$$

式中:A_0——原乳剂的稀释液在某一波长的吸光度;A——原乳剂经离心后离心管下层液体经同倍稀释后在同一波长的吸收度。在同样条件下,K_e 愈小,乳剂愈稳定。

三、实验内容与操作

(一)实验材料与设备

1.实验材料 鱼肝油、阿拉伯胶粉、西黄蓍胶粉、尼泊金乙酯、蒸馏水、氯仿、醋酐、硫酸、三氯化锑、液体石蜡、麻油、石灰水、苏丹红、亚甲蓝、司盘 80、聚山梨酯 80。

2.仪器与设备 研钵、烧杯、具塞刻度试管、刻度量杯、载玻片、显微镜、分光光度计、HPLC 仪。

(二)实验部分

鱼肝油乳剂

【处方】

鱼肝油	12.5mL
阿拉伯胶(细粉)	3.1g
西黄蓍胶(细粉)	0.17g
尼泊金乙酯	0.05g
蒸馏水加至	50mL

【制法】 干胶法。

尼泊金乙酯醇溶液的配制:将尼泊金乙酯 0.05g 溶于 1mL 乙醇中即得。

将两种胶粉置干燥研钵中,研匀,加入全量鱼肝油稍加研磨使均匀。按油∶水∶胶为 4∶2∶1的比例,一次加入蒸馏水 6.3mL,迅速研磨,直至产生特别的"劈裂"乳化声,即成稠厚的初乳。然后用少量蒸馏水将初乳分次转移至量杯中,搅拌下滴加尼泊金乙酯醇溶液,最后加蒸馏水至全量,搅匀即得。

【作用与用途】

本品为营养药,常用于维生素 A、D 缺乏症。

【质量要求】

1.性状　本品为白色乳状液体,分散均匀,不分层,或稍加振摇后能重新分散均匀。

2.定性鉴别

(1)维生素 D　取本品 2mL,加氯仿 5mL,振摇后,加醋酐 0.3mL 与硫酸 0.1mL,振摇,氯仿层初显黄色,渐变红色,迅速变为紫色,蓝绿色最后变成绿色。

(2)维生素 A　取本品 0.5mL,加三氯化锑的氯仿溶液(1→4)1mL,即显蓝色至蓝紫色,放置后,色渐消褪。

3.检查　装量、微生物限度等应符合《中国药典》2010 年版(二部)附录制剂通则 I O 项下有关规定。

4.含量测定　采用分光光度法测定本品中维生素 A 的含量,HPLC 法测定本品中维生素 D 的含量。

【制剂评注】

1.鱼肝油(Oleum Jecoris Piscis),系采用国产鲛类(Squalidae)动物双髻鲛或其他水产动物的新鲜肝脏中得到的一种脂肪油,每 1g 中含维生素 A850IU 以上,含维生素 D 85IU 以上。

2.本品系采用干胶法制成的 O/W 型乳剂,制备初乳时,油∶水∶胶的比例为 4∶2∶1。在制备初乳时添加的水不足或加水过慢,极易形成油包水型初乳;若在初乳中添加水量过多,因外相水液的黏度降低过甚,以致不能把油很好地分散成球粒,制成的乳剂亦多不稳定或容易破裂。

3.本品制备亦可采用湿胶法,即将油相加到含有乳化剂的水相中,大生产时在电动乳化机中进行。乳化剂可采用胶块,以节省成本。用机器乳化所得成品极为洁白细腻,油滴直径可达 1～5μm 之间。

4.本品用吐温类作乳化剂,制成的鱼肝油乳能遮蔽鱼肝油的腥气与油腻感,并能用 2 倍量水稀释,不产生乳析现象。

液体石蜡乳

【处方】

液体石蜡	12mL
阿拉伯胶	4g
5％尼泊金乙酯醇溶液	0.1mL
蒸馏水加至	30mL

【制法】

1.干胶法 取阿拉伯胶粉分次加入液体石蜡中,研匀,加水 8mL,不断研磨至发出噼啪声,即成初乳。再加尼泊金乙酯醇溶液,适量蒸馏水,使成 30mL,研匀即得。

2.湿胶法 取 8mL 蒸馏水置烧杯中,加 4g 阿拉伯胶粉配成胶浆,置乳钵中,作为水相,再将 12mL 液体石蜡分次加入水相中,边加边研磨,成初乳,加入尼泊金乙酯醇溶液,适量蒸馏水,使成 30mL,研磨均匀即成乳剂。

【作用与用途】

本品为轻泻剂,用于治疗便秘。

【制剂评注】

1.液体石蜡初乳所用油水胶的比例为 3∶2∶1。

2.湿胶法制备时,所用胶∶水的比例为 1∶2,应提前制好。

3.制备初乳时,必须待初乳形成后,方可加水稀释。

石灰搽剂

【处方】

麻油	10mL
石灰水	10mL

【制法】

量取麻油与石灰水各 10mL,置同一试管中,用力振摇至乳剂形成。

乳剂类型的鉴别:

1.稀释法 取试管 2 支,分别加入鱼肝油乳剂及石灰搽剂各约 1mL,再分别加入蒸馏水约 5mL,振摇或翻倒数次,观察是否能均匀混合。

2.染色镜检法 将上述乳剂分别涂在载玻片上,加油溶性苏丹红粉末少许,在显微镜下观察外相是否被染色。另用水溶性亚甲蓝粉末少许,同样在显微镜下观察外相染色情况。

液体石蜡乳化所需 HLB 值的测定

【处方】

液体石蜡	5mL
混合乳化剂(司盘 80 与聚山梨酯 80)	0.5g
蒸馏水加至	10mL

【测定方法】

1.用司盘 80(HLB 值为 4.3)及聚山梨酯 80(HLB 值为 15.0)配成 6 种混合乳化剂各 5g,使其 HLB 值分别为 4.3,5.5,7.5,9.5,12.0 和 14.0。计算各个乳化剂的用量(g),填入表 3-1。

表 3-1　混合乳化剂组成表

乳化剂	混合乳化剂 HLB 值					
	4.3	5.5	7.5	9.5	12.0	14.0
司盘 80						
聚山梨酯 80						

2. 取 6 支具塞刻度试管,各加入液体石蜡 5mL,再分别加入上述不同 HLB 值的混合乳化剂各 0.5g,然后加蒸馏水至 10mL,加塞,在手中振摇 2min,即成乳剂。经放置 5、10、30 和 60min 后,分别观察并记录各乳剂分层后上层的毫升数。

【质量检查】

1. 观察油水两相分离情况随时间的变化,求出沉降容积比(Hu/Ho)。

2. 以 Hu/Ho 对时间作图,分层速度最慢者为最稳定乳剂,该 HLB 值即为液体石蜡所需之 HLB 值。

【制剂评注】

1. 乳化剂通常为表面活性剂,其分子中的亲水基团和亲油基团所起作用的相对强弱用 HLB 值来衡量。HLB 值愈低愈亲油,愈高则愈亲水。

2. HLB 值具有加和性。制备乳剂时,对于给定的油相,选用不同的乳化剂进行乳化时,必有一个最合适的 HLB 值,此时形成的乳剂最稳定。当一种表面活性剂不能满足要求时,可采用混合乳化剂以获得最佳的 HLB 值。混合乳化剂的 HLB 值可按式(3-2)计算:

$$HLB_{AB} = \frac{HLB_A \times W_A + HLB_B \times W_B}{W_A + W_B} \tag{3-2}$$

式中:HLB_A 和 HLB_B 分别表示 A、B 两种非离子型表面活性剂的 HLB 值,W_A 和 W_B 分别为两者用量,$HLB_{A,B}$ 为两者混合后的 HLB 值。

3. 6 支具塞刻度试管在手中振摇时,振摇的强度应尽量一致。

四、实验结果与讨论

1. 乳剂类型鉴别　记录鱼肝油乳剂,液体石蜡乳及石灰搽剂的乳剂类型鉴别结果。

2. 液体石蜡乳化所需 HLB 值的测定　将容积沉降比填入表 3-2,并以 Hu/Ho 对时间作图,选择最适宜 HLB 值,并讨论使用结果。

表 3-2　各乳剂放置后沉降容积比(Hu/Ho)

放置时间(min)	混合乳化剂 HLB 值					
5	4.3	5.5	7.5	9.5	12.5	14.5
10						
30						
60						

五、思考题

1.干胶法与湿胶法的特点是什么？

2.影响乳剂稳定性的因素有哪些？

3.如何判断乳剂的类型？

4.静脉注射用乳剂应符合哪些要求？

5.亚微乳制备方法有哪些？

6.亚微乳中常用的乳化剂有哪些？

六、附　录

常见表面活性剂 HLB 值（表 3-3）。

表 3-3　常见表面活性剂的 HLB 值

品　名	HLB 值	品　名	HLB 值
油酸	1.0	聚氧乙烯烷基酚	12.8
二硬脂酸乙二酯	1.5	聚氧乙烯脂肪醇醚（乳白灵 A）	13.0
司盘-85	1.8	西黄蓍胶	13.0
司盘-65	2.1	聚氧乙烯 400 单月桂酸酯	13.1
单硬脂酸丙二酯	3.4	吐温-21	13.3
司盘-83	3.7	聚氧乙烯辛苯基醚甲醛加成物（Triton WR 1339）	13.9
单硬脂酸甘油酯	3.8	聚氧乙稀辛基苯基醚	14.2
司盘-80	4.3	吐温-60	14.9
月桂酸丙二酯（阿特拉斯 G-917）	4.5	聚氧乙稀壬烷基酚醚（乳化剂 OP）	15.0
司盘-60	4.7	卖泽-49	15.0
自乳化单硬脂酸甘油酯	5.5	聚山梨酯（吐温-80）	15.0
单油酸二甘酯	6.1	吐温-40	15.6
蔗糖二硬脂酸酯	7.1	卖泽-51	16.0
阿拉伯胶	8.0	聚氧乙烯月桂醇醚（平平加 0-20）	16.0
司盘-20	8.6	聚乙烯氧丙烯共聚物（Pluronic F-68）	16.0
聚氧乙烯月桂醇醚（苄泽-30）	9.5	聚氧乙稀十六醇醚（西土马哥）	16.4
吐温-61	9.6	吐温-20	16.7
明胶	9.8	卖泽-52	16.9
吐温-81	10.0	苄泽-35	16.9

续表

品　　名	HLB 值	品　　名	HLB 值
吐温-65	10.5	卖泽-53	17.9
甲基纤维素	10.8	油酸钠	18.0
吐温-85	11.0	油酸钾	20.0
聚氧乙烯单硬脂酸酯(卖泽-45)	11.1	烷基芳基磺酸盐(阿特拉斯 G-263)	25～30
聚氧乙烯 400 单油酸酯	11.4	十二烷基硫酸钠	40
聚氧乙烯 400 单硬脂酸酯	11.6	油酸三乙醇胺	12.0
烷基芳基磺酸盐(阿特拉斯 G-3300)	11.7		

七、参考文献

[1]顾学裘主编.药物制剂注解.北京:人民卫生出版社,1983.

[2]崔福德主编.药剂学.北京:人民卫生出版社,第 6 版,2007.

[3]崔福德主编.药剂学实验.北京:人民卫生出版社,2010.

[4]林宁主编.药剂学实验.北京:中国医药科技出版社,1998.

(李向荣)

实验四　注射剂的制备

一、实验目的

1.掌握注射剂(水针)的制备方法与工艺。

2.熟悉注射剂处方设计的一般思路。

3.熟悉影响易氧化药物稳定性的因素和提高药物稳定性的措施。

4.熟悉注射剂的质量检查

二、实验指导

注射剂系指将药物制成的供注入体内的无菌溶液、乳状液和混悬液以及供临用前配制成溶液或混悬液的无菌粉末。注射剂由于直接将药液注入人体血管或组织内,故药效迅速,剂量准确,且作用可靠,适用于抢救危重病人;对于不宜口服的药物,或不能口服给药的病人,注射剂能发挥其应有的疗效;对某些药物可定位给药,产生局部作用。注射剂的质量要求很高,需无菌、无热原,澄明度和剂量合格,安全性和稳定性符合要求,pH 值符合规定等,因此对生产过程和质量控制极为严格,故生产成本较高。

注射剂的处方设计应根据剂型特点、主药的理化性质及临床使用要求,从制剂的稳定性、安全性和有效性等方面综合考虑,统筹兼顾,分清主、次因素,用科学方法进行原辅料品种和用量的选择,同时还要考虑生产条件和成本等问题。本实验通过对维生素 C 注射液稳定性影响因素的考察,确定并设计处方,再按拟定的处方进行制备。

维生素 C 用于防治坏血病、促进创伤及骨折、预防冠心病等,临床应用十分广泛。维生素 C 在干燥状态下较稳定,但在潮湿状态或溶液中,其分子结构中的烯二醇结构很容易被氧化生成黄色双酮化合物,进而迅速水解、氧化,生成一系列有色的无效物质。其反应如下

维生素 C 易溶于水,故维生素 C 注射液的处方设计应重点考虑如何延缓药物的氧化分解,以提高制剂的稳定性。维生素 C 的氧化过程常会受到溶液的 pH 值、氧、金属离子和温度等因素的影响。通常延缓药物氧化分解可采用下列措施:①除氧,尽量减少药物与空气的接触,在配液和灌封时通入惰性气体(常用高纯度的二氧化碳或氮气);②加抗氧剂;③调节溶液 pH;④加金属离子螯合剂等。

注射剂的制备过程包括原辅料和容器的前处理、称量、配制、过滤、灌封、灭菌、质量检查、包装等步骤。为确保用药的安全、有效,生产注射剂的厂房、设施必须严格遵守《药品生产质量管理规范》(GMP)的各项规定。对灌装、封口等关键工序、场所应采用层流洁净空气技术,使微粒和细菌数控制在规定的范围内。配制注射液的原辅料、溶剂、容器等均应进行严格检查,符合各有关规定后方可使用。为保证剂量准确,对于生产过程中易降解的原料药,经过实验可适当增加投料量。注射剂的制备工艺要合理,其灭菌方法应根据灭菌的药物及其制剂的稳定性、制剂的规格进行正确选择。溶液型注射剂的生产工艺流程如下:

三、实验内容与操作

(一)实验材料与设备

1. 实验材料 维生素 C、碳酸氢钠、亚硫酸钠、亚硫酸氢钠、焦亚硫酸钠、硫代硫酸钠、盐酸

半胱氨酸、硫酸铜、硫酸亚铁、依地酸二钠、微孔滤膜、安瓿(2mL)、注射用水、亚甲蓝、碘液、丙酮、稀醋酸、淀粉指示液等。

2.实验仪器与设备　　烧杯、量筒、天平、电炉、注射器、微孔滤膜过滤器、pH 计、安瓿熔封机、酸式滴定管、锥形瓶、洗瓶、可见异物检查台、紫外可见分光光度计等

(二)影响维生素 C 溶液稳定性的因素考察

1.加热时间的影响　　取 48mL 注射用水,加维生素 C 3.0g,分次加入碳酸氢钠 1.4g,边加边搅拌使完全溶解,添加注射用水至 60mL,测定 pH 值应为 6.0(如未达要求可加碳酸氢钠调节),用 0.22μm 的微孔滤膜过滤。取溶液 10mL 另器保存,其余灌封于 2mL 安瓿中,放入沸水中煮沸,分别于 15、30、60min 时各取出 5 支安瓿,放入冷水中冷却后,将每次取出的 5 支安瓿内的样品液于小烧杯中混合均匀,以水为空白,测定其在 420nm 波长处的透光率,记录结果于表 4-1,确定加热时间对维生素 C 稳定性的影响。

表 4-1　加热时间对维生素 C 稳定性的影响

煮沸时间(min)	透光率(%)
0	
15	
30	
60	

2.溶液 pH 值的影响　　取维生素 C 5.0g,加注射用水 80mL 溶解后,各量取 16mL,分别加 NaHCO₃ 粉末调节溶液 pH 值为 4.0、5.0、6.0、7.0(用 pH 计测定),补加注射用水至 20mL,用 0.22μm 的微孔滤膜过滤。取续滤液灌封于 2mL 安瓿中,做好标记,放入沸水中煮沸 45min 后取出,各取 5 支安瓿,混匀,测定其在 420nm 波长的透光率,记录结果于表 4-2,确定最稳定的 pH 值。

表 4-2　pH 值对维生素 C 稳定性的影响

pH 值	透光率(%)
4.0	
5.0	
6.0	
7.0	

3.抗氧剂种类的影响　　取维生素 C 6.0g,加注射用水 96mL 溶解后,加 NaHCO₃ 调节 pH 值为 6.0。各量取该液 16mL,按表 4-3 加入抗氧剂,补加注射用水至 20mL,用 0.22μm 的微孔滤膜过滤。取续滤液灌封于 2mL 安瓿中,做好标记,于沸水中煮沸 45min。各取安瓿 5 支,混匀,测定其在 420nm 波长处的透光率,记录结果于表 4-3。

表 4-3 抗氧剂对维生素 C 稳定性的影响

样品号	抗氧剂(终浓度)	透光率(%)
1	Na_2SO_3 0.2%	
2	$NaHSO_3$ 0.2%	
3	$Na_2S_2O_3$ 0.2%	
4	$Na_2S_2O_5$ 0.2%	
5	盐酸半胱氨酸 0.2%	

4.金属离子的影响 取维生素 C 6.0g,加注射用水 48mL 溶解后,加 $NaHCO_3$ 调节 pH 值为 6.0,再补加注射用水至 60mL。分别量取该液 10mL,按表 4-4 加入附加剂后,加注射用水稀释至 20mL,用 $0.22\mu m$ 的微孔滤膜过滤。取续滤液灌封于 2mL 安瓿中,做好标记,于沸水中煮沸 45min。各取安瓿 5 支,混匀,测定其在 420nm 波长处的透光率,记录结果于表 4-4。

表 4-4 金属离子及其螯合剂对维生素 C 稳定性的影响

样品号	附加条件	透光率(%)
0	/	
1	0.001mol/LCuSO₄ 5mL	
2	0.001mol/LCuSO₄ 2.5mL	
3	0.001mol/LCuSO₄ 2.5mL+0.001mol/LFeSO₄ 2.5mL	
4	0.001mol/LCuSO₄ 5mL+5%EDTA-2Na 1mL	

(三)维生素 C 注射液的制备

【处方】

规格 2mL:0.1g。由学生根据文献及实验(一)的考察结果拟订处方,交实验指导教师审定。

物 料	用量	处方分析
维生素 C	2.5g	主药
	*	
	*	
	*	
注射用水	加至 50mL	溶剂

【操作】

由学生拟定,交实验指导教师审定。

(四)维生素 C 注射液质量检查

1.可见异物 照《中国药典》2010 年版二部附录Ⅸ H 可见异物检查法第一法(灯检法)进

行检查。取供试品于遮光板边缘处,分别在光照度为1000～1500lx的黑色和白色背景下,手持供试品颈部轻轻旋转和翻转容器使药液中可能存在的可见异物漂浮(注意不使药液产生气泡),用目检视,重复三次,总时限为20s。随机抽查20支,记录检出可见异物的种类和支数。

2. 装量　照药典附录注射剂通则方法检查。取安瓿5支擦净瓶外壁,轻弹颈部使液体全部下落,小心开启(注意避免损失),将每支内容物分别用2mL干燥注射器及注射针头抽尽,注入经标化的2mL或5mL量入式量筒内,室温下检视,读取每支装量。

3. pH值测定　取安瓿内的注射液适量,用pH计测定pH值。

4. 颜色　用分光光光度计测定注射液在420nm波长处的吸光度,吸光度不得过0.06。

5. 含量测定　精密量取注射液4mL,置150mL锥形瓶中,加蒸馏水15mL与丙酮2mL,摇匀,放置5min,加稀醋酸4mL与淀粉指示液1mL,用碘液(0.05mol/L)滴定至溶液显蓝色并持续30s不褪,记录所用碘液体积,计算注射液中维生素C的含量(每1mL碘液相当于8.806mg的维生素C)。

四、实验结果与讨论

1. 记录影响维生素C溶液稳定性的考察结果,加以讨论,并拟订维生素注射液的处方、制备工艺和操作流程。

2. 记录可见异物检查结果,并列于表4-5中。

表4-5　澄明度检查结果

检查总数/支	废品数/支					合格数/支	合格率/%
	玻璃屑	金属屑	纤维	其他	总数		

3. 记录质量检查各项结果并分别进行讨论。

五、思考题

1. 影响药物氧化的因素有哪些? 如何防止?

2. 你设计的维生素C注射液处方有哪些理论或实验依据?

3. 维生素C注射液可能产生的质量问题是什么,如何从工艺过程中进行控制?

4. 为什么可以采用分光光度法检查颜色,维生素C注射液中颜色检查的目的是什么?

六、附　录

《中国药典》2010年版附录Ⅸ H可见异物检查法

可见异物系指存在于注射剂、眼用液体制剂中,在规定条件下目视可以观测到的不溶性物质,其粒径或长度通常大于50μm。

注射剂、眼用液体制剂应在符合药品生产质量管理规范(GMP)的条件下生产,产品在出厂前应采用适宜的方法逐一检查并同时剔除不合格产品。临用前,也在自然光下目视检查(避免阳光直射),如有可见异物,不得使用。

可见异物检查法有灯检法和光散射法。一般常用灯检法,也可采用光散射法。灯检法不适用的品种,如用深色透明容器包装或液体色泽较深(一般深于各标准比色液 7 号)的品种可选用光散射法。

实验室检测时应避免引入可见异物。当制备注射用无菌粉末和无菌原料药供试品溶液时,或供试品溶液的容器不适于检测(如不透明、不规则形状容器等),需转移至适宜容器中时,均应在 100 级的洁净环境(如层流净化台)中进行。

用于本试验的供试品,必须按规定随机抽样。

第一法(灯检法)

灯检法应在暗室中进行。

检查装置　如下图所示。

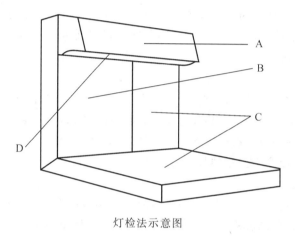

灯检法示意图

A. 带有遮光板的日光灯光源(光照度可在 1000～4000lx 范围内调节);

B. 不反光的黑色背景;

C. 不反光的白色背景和底部(供检查有色异物);

D. 反光的白色背景(指遮光板内侧)。

检查人员条件　远距离和近距离视力测验,均应为 4.9 或 4.9 以上(矫正后视力应为 5.0 或 5.0 以上);应无色盲。

检查法

溶液型、乳状液及混悬型制剂　除另有规定外,取供试品 20 支(瓶),除去容器标签,擦净容器外壁,必要时将药液转移至洁净透明的适宜容器内;置供试品于遮光板边缘处,在明视距离(指供试品至人眼的清晰观测距离,通常为 25cm),分别在黑色和白色背景下,手持供试品颈部轻轻旋转和翻转容器使药液中可能存在的可见异物悬浮(但应避免产生气泡),轻轻翻摇后即用目检视,重复 3 次,总时限为 20s。供试品装量每支(瓶)在 10mL 及 10mL 以下的,每次检查可手持 2 支(瓶)。

注射用无菌粉末　除另有规定外,取供试品 5 支(瓶),用适宜的溶剂及适当的方法使药粉全部溶解后,按上述方法检查。配带有专用溶剂的注射用无菌粉末,应先将专用溶剂按溶液型制剂检查合格后,再用以溶解注射用无菌粉末。

无菌原料药　除另有规定外,按抽样要求称取各品种制剂项下的最大规格量 5 份,分别置洁净透明的适宜容器内,用适宜的溶剂及适当的方法使药物全部溶解后,按上述方法检查。

　　注射用无菌粉末及无菌原料药所选用的适宜溶剂应无可见异物。如为水溶性药物,一般使用不溶性微粒检查用水(参见附录ⅨC 不溶性微粒检查法)进行溶解制备;如为其他溶剂,则应在各品种项下中作出规定。溶剂量应确保药物溶解完全并便于观察。

　　注射用无菌粉末及无菌原料药溶解所用的适当方法应与其制剂使用说明书中注明的临床使用前处理的方式相同。如除振摇外还需其他辅助条件,则应在各品种项下中作出规定。

　　用无色透明容器包装的无色供试品溶液,检查时被观察样品所在处的光照度应为 1000～1500lx;用透明塑料容器包装或用棕色透明容器包装的供试品溶液或有色供试品溶液,检查时被观察样品所在处的光照度应为 2000～3000lx;混悬型供试品或乳状液,检查时被观察样品所在处的光照度应增加至约 4000lx。

　　结果判定

　　各类注射剂、眼用液体制剂　在静置一定时间后轻轻旋转时均不得检出烟雾状微粒柱,且不得检出金属屑、玻璃屑、长度或最大粒径超过 2mm 的纤维和块状物等明显可见异物。微细可见异物(如点状物、2mm 以下的短纤维和块状物等)如有检出,除另有规定外,应分别符合下列规定:

　　溶液型静脉用注射液、注射用浓溶液　20 支(瓶)检查的供试品中,均不得检出明显可见异物。如检出微细可见异物的供试品仅有 1 支(瓶),应另取 20 支(瓶)同法复试,均不得检出。

　　溶液型非静脉用注射液　被检查的 20 支(瓶)供试品中,均不得检出明显可见异物。如检出微细可见异物,应另取 20 支(瓶)同法复试,初、复试的供试品中,检出微细可见异物的供试品不得超过 2 支(瓶)。

　　溶液型滴眼剂　被检查的 20 支(瓶)供试品中,均不得检出明显可见异物。如检出微细可见异物,应另取 20 支(瓶)同法复试,初、复试的供试品中,检出微细可见异物的供试品不得超过 3 支(瓶)。

　　混悬型、乳状液型注射液及滴眼剂　被检查的 20 支(瓶)供试品中,均不得检出金属屑、玻璃屑、色块、纤维等明显可见异物。

　　临用前配制的溶液型和混悬型滴眼剂,除另有规定外,应符合相应的可见异物规定。

　　注射用无菌粉末　被检查的 5 支(瓶)供试品中,均不得检出明显可见异物。如检出微细可见异物,每支(瓶)供试品中检出微细可见异物的数量应符合下表的规定;如有 1 支(瓶)不符合规定,另取 10 支(瓶)同法复试,均应符合规定。

类　　别		可见异物限度
化学药		≤4 个
生化药、抗生素药和中药	≥2g	≤10 个
	<2g	≤8 个

　　配带有专用溶剂的注射用无菌粉末,专用溶剂应符合相应的溶液型注射液的规定。

　　无菌原料药　5 份检查的供试品中,均不得检出明显可见异物。如检出微细可见异物,每份供试品中检出微细可见异物的数量应符合下表的规定;如有 1 份不符合规定,另取 10 份同法复试,均应符合规定。

类　别	可见异物限度
化学药	≤2 个
生化药、抗生素药和中药	≤5 个

既可静脉用也可非静脉用的注射剂应执行静脉用注射剂的标准。

第二法（光散射法）

当一束单色激光照射溶液时,溶液中存在的不溶性物质使入射光发生散射,散射的能量与不溶性物质的大小有关。本方法通过对溶液中不溶性物质引起的光散射能量的测量,并与规定的阈值比较,以检查可见异物。

不溶性物质的光散射能量可通过被采集的图像进行分析。设不溶性物质的光散射能量为 E,经过光电信号转换,即可用摄像机采集到一个锥体高度为 H,直径为 D 的相应立体图像。散射能量 E 为 D 和 H 的一个单调函数,即 $E=f(D,H)$。同时,假设不溶性物质的光散射强度为 q,摄像曝光时间为 T,则又有 $E=g(q,T)$。由此可以得出图像中的 D 与 q、T 之间的关系为 $D=\omega(q,T)$,也为一个单调函数关系。在测定图像中的 D 值后,即可根据函数曲线计算出不溶性物质的光散射能量。

仪器装置和检测原理　仪器由旋瓶装置、激光光源、图像采集器、数据处理系统和终端显示系统组成,并配有自动上瓶和下瓶装置。

供试品通过上瓶装置被送至旋瓶装置,旋瓶装置应能使供试品沿垂直中轴线高速旋转一定时间后迅速停止,同时激光光源发出的均匀激光束照射在供试品上;当药液涡流基本消失,瓶内药液因惯性继续旋转,图像采集器在特定角度对旋转药液中悬浮的不溶性物质引起的散射光能量进行连续摄像,采集图像不少于 75 幅;数据处理系统对采集的序列图像进行处理,然后根据预先设定的阈值自动判定超过一定大小的不溶性物质的有无,或在终端显示器上显示图像供人工判定,同时记录检测结果,指令下瓶装置自动分检合格与不合格供试品。

仪器校准　仪器应具备自动校准功能,在检测供试品前须采用标准粒子进行校准。

除另有规定外,分别用粒径为 40μm 和 60μm 的标准粒子对仪器进行标定。根据标定结果得到曲线方程并计算出与粒径 50μm 相对应的检测像素值。

当把检测像素参数设定为与粒径 50μm 相对应的数值时,对 60μm 的标准粒子溶液测定 3 次,应均能检出。

检查法

溶液型注射液除另有规定外,取供试品 20 支(瓶),除去不透明标签,擦净容器外壁,置仪器上瓶装置上,根据仪器的使用说明书选择适宜的测定参数,启动仪器,将供试品检测 3 次并记录检测结果。凡仪器判定有 1 次不合格者,须用灯检法作进一步确认。用深色透明容器包装或液体色泽较深等灯检法检查困难的品种不用灯检法确认。

注射用无菌粉末　除另有规定外,取供试品 5 支(瓶),用适宜的溶剂及适当的方法使药物全部溶解后,按上述方法检查。

无菌原料药　除另有规定外,称取各品种制剂项下的最大规格量 5 份,分别置洁净透明的专用玻璃容器内,用适宜的溶剂及适当的方法使药物全部溶解后,按上述方法检查。

设置检测参数时,一般情况下取样视窗的左右边线和底线应与瓶体重合,上边线与液面的弯月面成切线;旋转时间的设置应能使液面漩涡到底,以能带动固体物质悬浮并消除气泡;静置时间的设置应尽可能短,但不能短于液面漩涡消失的时间,以避免气泡干扰并保证摄像启动时固体物质仍在转动;嵌瓶松紧度参数与瓶底直径(mm)基本相同,可根据安瓿质量调整,如瓶体不平正,转动时瓶体摇动幅度较大,气泡易产生,则应将嵌瓶松紧度调大以减小摇动,但同时应延长旋转时间,使漩涡仍能到底。

结果判定

同灯检法。

七、参考文献

[1]屠锡德等主编.药剂学(第三版).北京:人民卫生出版社,2002.

[2]国家药典委员会.中华人民共和国药典.二部.北京:中国医药科技出版社,2010.

（王文喜）

实验五　片剂的制备

一、实验目的

1.掌握湿法制粒压片的一般工艺。

2.掌握常用的片剂质量方法。

3.熟悉单冲压片机的基本构造、使用及保养。

4.熟悉直接压片、干法制粒压片及空白颗粒压片的基本工艺。

二、实验指导

片剂系指药物与适宜的辅料混匀压制而成圆片状或异形片状的固体制剂。片剂具有剂量准确、质量稳定、携带及服用方便、生产自动化程度高、产量大、成本低等优点,是目前品种最多、产量最大、使用最为广泛的剂型之一。

片剂由药物和辅料两大类物质组成。辅料是指片剂中除主药外一切物料的总称,亦称赋形剂,为非治疗性物质。根据所起作用的不同,常用的片剂辅料主要分为稀释剂(亦称填充剂)、黏合剂、崩解剂、润滑剂等四大类,另外片剂中也可加入一些着色剂、矫味剂等辅料以改善口味和外观,以提高患者的顺应性。片剂的辅料应符合药用的要求,性质稳定,不与主药发生反应,无生理活性,对人体无毒、无害,不影响主药的含量测定,对药物的溶出和吸收无不良影响。

片剂的制备方法主要有直接压片法和制粒压片法两种。直接压片法是直接将药物和辅料混匀后即行压片的方法,具有操作简单,工艺少,省时节能等优点,但易产生松裂片及片重差异大等问题,对物料和设备的要求高。将原辅料粉末制成颗粒后可提高物料的流动性和可压性,使得片剂易于制备。根据制粒时所加黏合剂的不同,常见的制粒方法可分为干法制粒和湿法制粒。干法制粒是将药物和辅料粉末混匀、压缩成大片状或板状,再粉碎成所需大小颗粒的方法,常用于对湿热敏感的药物。湿法制粒是将药物和辅料粉末混匀后加入液体黏合剂制备颗粒的方法,其制得的颗粒具有外形美观、流动性好、可压性强等优点,是应用最广泛的方法,但对湿热敏感的药物不能使用。其制备工艺流程如下：

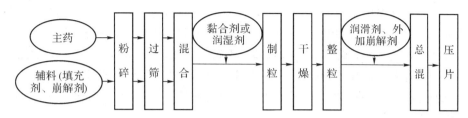

制片用的主药及辅料一般要进行粉碎和过筛等处理，以保证物料混合的均匀性和药物的溶出度。一般要求粉末细度在80～100目以上，对难溶性药物可用更细的粉以提高溶出度。混合时，如果处方中各组分用量差异过大，可采用递增稀释法或溶剂分散法进行混合，以保证混合的均匀性。湿法制粒时，应根据物料的性质加入适当的黏合剂或润湿剂制备软材，软材的干湿程度对片剂的质量有很大的影响，黏合剂加入不足，软材过筛后不成颗粒而为细粉，制备的片剂太松软易松片；黏合剂加入过多，过筛后的颗粒成长条状且硬度大，不利于压片。通常，黏合剂的用量一般凭经验掌握，即以"轻握成团，轻压即散"为度。制好的颗粒应尽快干燥，干燥的温度应根据物料的性质而定，一般以50～60℃为宜，对湿热稳定者，干燥温度可适当提高。湿颗粒干燥后，需过筛整粒以使粘连的颗粒散开，最后加入润滑剂和需要外加法加入的崩解剂，混匀后压片。整粒用筛的孔径与制粒时所用筛孔数目相同或略小，可根据片剂的大小及颗粒的性质而定。

制成的片剂需按照《中国药典》规定的片剂质量标准进行检查。片剂的外观应完整光洁、色泽均匀，片剂的硬度和脆碎度应适宜，以免在包装贮运过程中发生磨损和破碎，片剂的重量差异和崩解时限需符合规定。对有些片剂产品，药典还规定检查溶出度和含量均匀度，并规定凡检查溶出度的片剂，不再检查崩解时限，凡检查含量均匀度的片剂，不再检查重量差异。

三、实验内容与操作

（一）实验材料与设备

1. 实验材料　氨茶碱、淀粉、预胶化淀粉、微晶纤维素、磷酸氢二钾、硬脂酸镁、氢氧化钠等。

2. 实验仪器与设备　普通天平、分析天平、移液管、量瓶、研钵、药筛、鼓风干燥箱、单冲压片机、硬度计、脆碎度测定仪、智能溶出仪、紫外分光光度计等。

（二）单冲压片机的安装与调试

TDP单冲压片机基本结构见图5-1，安装与调试过程如下：①先装好下冲头，旋紧下冲固定螺丝，旋动片重调节器，使下冲在较低的部位。再将模圈装进模板，旋紧模圈固定螺丝，然后将模板固定在机座上（整个装拆过程切勿碰撞而损坏冲头）。②调节出片调节器，使下冲头上升到恰与模圈相齐平，再装上冲并旋紧上冲固定螺丝，转

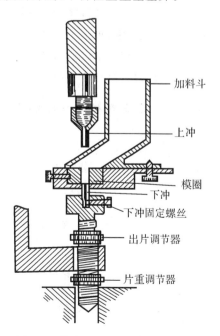

图5-1　单冲压片机主要构造示意图

动压力调节器,使上冲处在压力较低的部位,缓慢地用手摇转压片机的转轮使上冲逐渐下降,观察其是否正好在冲模的中心位置。如不在中心位置,应缓慢上升上冲头(不得将上冲头强制地冲入模孔,更不应使上下冲相撞),稍微松动一点模板固定螺丝,装好饲料靴和加料斗,并加入颗粒。③用手转动转轮,如感到不易转动时,不得用力硬转,应调节压力调节器使之适当增加或减小压力。称其平均片重,调节片重调节器,使压出的片重符合要求,同时调节压力调节器,使压出的片剂有一定的硬度。④开动电动机进行试压,检查片重和崩解时间,达到要求后方可正式电动压片。

(三)湿法制粒压片法制备氨茶碱片

【处方】

氨茶碱	5g
淀粉	3g
微晶纤维素	1.4g
磷酸氢二钾	0.5g
淀粉浆(10%)	适量
硬脂酸镁	0.1g
共制成	50 片

【操作】

取氨茶碱过 80 目筛,淀粉过 120 目筛,按处方用量称取后,加微晶纤维素混合均匀。另取磷酸氢二钾研细,加于 10%淀粉浆中,搅拌均匀,取适量加于药物混合物中制成软材,过 16 目筛制粒,40～50℃干燥,干颗粒过 16 目筛整粒,加硬脂酸镁混匀,测半成品含量,计算片重,用浅凹冲模压片,每片含主药 100mg。

(四)空白颗粒压片法制备氨茶碱片

【处方】

氨茶碱	5g
淀粉	3.5g
微晶纤维素	1.4g
淀粉浆(10%)	适量
硬脂酸镁	0.1g
共制成	50 片

【操作】

称取处方量的淀粉与微晶纤维素混合均匀,加 10％淀粉浆适量制成软材,过 16 目筛制粒,50～60℃干燥,干颗粒过 16 目筛整粒,加氨茶碱和硬脂酸镁混匀,测半成品含量,计算片重,用浅凹冲模压片,每片含主药 100mg。

（五）干法制粒压片法制备氨茶碱片

【处方】

氨茶碱	5g
淀粉	3.5g
微晶纤维素	1.4g
硬脂酸镁	0.1g
共制成	50 片

【操作】

称取处方量氨茶碱、淀粉、微晶纤维素及适量硬脂酸镁,混合均匀,按重压制粒法压成直径 2～2.5cm 的大片,用粉碎机或研钵压碎,过 16 目筛整粒,加剩余的硬脂酸镁混匀,测半成品含量,计算片重,用浅凹冲模压片,每片含主药 100mg。

（六）直接压片法制备氨茶碱片

【处方】

氨茶碱	5g
预胶化淀粉	1.4g
微晶纤维素	3g
滑石粉	0.5g
硬脂酸镁	0.1g
共制成	50 片

【操作】

称取处方量的原辅料,混合均匀,测半成品含量,计算片重,用浅凹冲模压片,每片含主药 100mg。

（七）质量检查

1.外观　取供试品平铺于白纸上,在 300lx 光照强度下,在距离片剂 30cm 处用肉眼观察 30s,检查片形、片面的光洁度和色泽等。

2.重量差异　照《中国药典》2010 年版附录ⅠA 片剂通则重量差异检查法操作。随机抽取药片 20 片,精密称定总重量,求得平均片重,再分别精密称定各片的重量,统计超出允许的片重范围(平均片重的 92.5%～107.5%)的药片数目和超出限度一倍(平均片重的 85%～115%)的药片数目,判定所得片剂的重量差异是否合格。

3. 硬度　将药片立于硬度测定仪两个压板之间,沿片剂直径方向徐徐加压,待片剂破碎时,仪器刻度盘所指示的压力即为该片剂的硬度,测定 3～6 片,取平均值。

4. 脆碎度　照《中国药典》附录 ⅩG 片剂脆碎度检查法操作。取 6.5g 左右的片剂,用吹风机吹去脱落的粉末,精密称重,置脆碎度测定仪的圆筒中,开动电机转动 100 次。取出,同法除去粉末,精密称重,计算减失重量百分率,不得超过 1%,且不得检出断裂、龟裂及粉碎的片。

5. 溶出度　取药片 6 片,照溶出度测定法(第一法),以水 800mL 为溶剂,转篮转速为 100r/min,依法操作,经 10min 时取溶液 10mL,滤过,精密量取续滤液 2mL,加 0.01mol/L 氢氧化钠溶液稀释至 25mL,照紫外一可见分光光度法,以水为空白对照,在 275nm 的波长处测定吸光度。按氨茶碱的吸收系数($E_{1cm}^{1\%}$)为 650(根据中国药典)计算每片的溶出量。

6. 含量测定　取本品 20 片,研细,精密称取 100mg 左右的粉末 3 份,分别置于 100mL 量瓶中,加 0.1mol/L 氢氧化钠溶液 10mL 与水 30mL,振摇 10min 使氨茶碱溶解,用水稀释至刻度,摇匀,滤过,精密量取续滤液 0.5mL,置 25mL 量瓶中,加 0.01mol/L 氢氧化钠溶液稀释至刻度,摇匀,测定其在 275nm 波长的吸光度。按氨茶碱的吸收系数($E_{1cm}^{1\%}$)为 650 计算药物浓度,并按下式计算每片中的药物量和以标示量(100mg)计算的百分含量:

$$每片中含氨茶碱的量 = \frac{C \times V_{稀释} \times m_{平均片重}}{m_{称样}} (mg/片)$$

$$按标示量计算的百分含量:标示量\% = \frac{每片中氨茶碱的量}{标示量} \times 100\%$$

四、实验结果与讨论

1. 描述片剂的外观。

2. 记录测得 20 片的总重和各片的重量,计算平均片重和重量差异限度,判定超出限度的片数以及超出限度一倍的片数。并讨论产生片重差异超限的原因。

3. 记录硬度测定结果,并讨论影响片剂硬度的因素。

4. 记录所取片剂在脆碎度试验前后的片重及碎片情况,计算减失重量百分率,并讨论影响片剂脆碎度的因素。

5. 记录溶出度试验中各样品液的吸光度,计算各片在 10min 时的溶出量,以每片中氨茶碱的含量计算溶出百分率,并讨论产生溶出迟缓的可能原因。

6. 记录含量测定试验中各样品的吸光度值,计算每片中的药物量和以标示量计算的百分含量,并求 3 片的平均值和 RSD。

五、思考题

1. 压制片剂时,为何大多数药物需先制成颗粒?

2. 制备性能优良的片剂对物料有哪些要求?

3. 固体制剂溶出度检查的意义是什么? 操作时需注意哪些问题?

六、附 录

《中国药典》2010 年版二部附录 XC 溶出度测定法

溶出度系指活性药物从片剂、胶囊剂或颗粒剂等制剂在规定条件下溶出的速率和程度。凡检查溶出度的制剂,不再进行崩解时限的检查。

第一法(篮法)

仪器装置

(1)转篮 分篮体与篮轴两部分,均为不锈钢或其他惰性材料(所用材料不应有吸附作用或干扰试验中供试品活性药物成分的测定)制成,其形状尺寸如图 5-2 所示。篮体 A 由方孔筛网(丝径为 0.28mm±0.03mm,网孔为 0.40mm±0.04mm)制成,呈圆柱形,转篮内径为 20.2mm±1.0mm,上下两端都有封边。篮轴 B 的直径为 9.75mm±0.35mm,轴的末端连一圆盘,作为转篮的盖;盖上有一通气孔(孔径为 2.0mm±0.5mm);盖边系两层,上层直径与转篮外径相同,下层直径与转篮内径相同;盖上的 3 个弹簧片与中心呈 120°角。

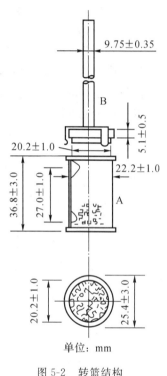

单位: mm

图 5-2 转篮结构

(2)溶出杯 由硬质玻璃或其他惰性材料制成的透明或橡色的、底都为半球形的 1000mL 杯状容器,内径为 102mm±4mm,高为 185mm±25mm,溶出杯配有适宜的盖子,防止在试验过程中溶出介质的蒸发;盖上有适当的孔,中心孔为篮轴的位置,其他孔供取样或测量温度用。溶出杯置恒温水浴中或其他适当的加热装置。

(3)篮轴与电动机相连,由速度调节装置控制电动机的转速,使篮轴的转速在各品种项下规定转速的±4%范围之内。运转时整套装置应保持平稳,均不能产生明显的晃动或振动(包括装置所处的环境)。转篮旋转时,篮轴与溶出杯的垂直轴在任一点的偏离均不得大于 2mm,转篮下缘的摆动幅度不得偏离轴心 1.0mm。

(4)仪器一般配有 6 套以上测定装置。

测定法 测定前,应对仪器装置进行必要的调试,使转篮底部距溶出杯的内底部 25mm±2mm。分别量取经脱气处理的溶出介质,置各溶出杯内,实际量取的体积与规定体积的偏差应不超过±1%。待溶出介质温度恒定在 37℃±0.5℃后,取供试品 6 片(粒、袋),分别投入 6 个干燥的转篮内,将转篮降入溶出杯中,注意供试品表面上不要有气泡,按各品种项下规定的转速启动仪器,计时;至规定的取样时间(实际取样时间与规定时间的差异不得过±2%),吸取溶出液适量(取样位置应在转篮顶端至液面的中点,距溶出杯内壁不小于 10mm 处;须多次取样时,所量取溶出介质的体积之和应在溶出介质的 1%之内,如超过总体积的 1%时,应及时补充相同体积的温度为 37℃±0.5℃的溶出介质,或在计算时加以校正),立即用适当的微孔滤膜滤过,自取样至滤过应在 30s 内完成。取澄清滤液,照该品种项下规定的方法测定,计算每片(粒、袋)的溶出量。

结果判定　符合下述条件之一者,可判为符合规定:

(1)6 片(粒、袋)中,每片(粒、袋)的溶出量按标示量计算,均不低于规定限度(Q);

(2)6 片(粒、袋)中,如有 1～2 片(粒、袋)低于 Q,但不低于 Q-10%,且其平均溶出量不低于 Q;

(3)6 片(粒、袋)中,有 1～2 片(粒、袋)低于 Q,其中仅有 1 片(粒、袋)低于 Q-10%,但不低于 Q-20%,且其平均溶出量不低于 Q 时,应另取 6 片(粒、袋)复试;初、复试的 12 片(粒、袋)中有 1～3 片(粒、袋)低于 Q,其中仅有 1 片(粒、袋)低于 Q-10%,但不低于 Q-20%,且其平均溶出量不低于 Q。

以上结果判断中所示的 10%、20% 是指相对于标示量的百分率(%)。

第二法(桨法)

仪器装置　除将转篮换成搅拌桨外,其他装置和要求与第一法相同。搅拌桨的下端及桨叶部分可使用涂有适当的惰性材料(如聚四氟乙烯),其形状尺寸如图 5-3 所示。桨杆旋转时,桨轴与溶出杯的垂直轴在任一点的偏差均不得大于 2mm;搅拌桨旋转时 A、B 两点的摆动幅度不得超过 0.5mm。

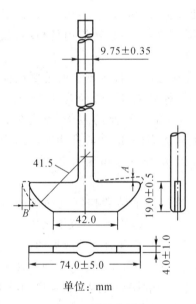

图 5-3　搅拌桨结构

测定法　测定前,应对仪器装置进行必要的调试,使桨叶底部距溶出杯的内底部 25mm±2mm。分别量取经脱气处理的溶出介质,置各溶出杯内,实际量取的体积与规定体积的偏差应不超过 ±1%,待溶出介质温度恒定在 37℃±0.5℃ 后,取供试品 6 片(袋、粒),分别投入 6 个溶出杯内(当品种项下规定需要使用沉降篮或其他沉降装置时,可将片剂或胶囊剂先装入规定的沉降篮内)。沉降篮的形状尺寸如图 5-4 所示,注意供试品表面上不要有气泡,按各品种项下规定的转速启动仪器,计时;至规定的取样时间(实际取样时间与规定时间的差异不得过 ±2%),吸取溶出液适量(取样位置应在桨叶顶端至液面的中点,距溶出杯内壁不小于 10mm 处;须多次取样时,操作同第一法),立即用适当的微孔滤膜滤过,自取样至滤过应在 30s 内完成。取澄清滤液,照各品种项下规定的方法测定,计算每片(袋、粒)的溶出量。

结果判定　同第一法。

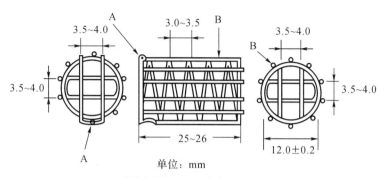

单位：mm

A. 耐酸金属卡；B. 耐酸金属支架

图 5-4　沉降篮结构

第三法（小杯法）

仪器装置，如图 5-5。

(1)搅拌桨　形状尺寸如图 5-6 所示。桨杆上部直径为 9.75mm±0.35mm，桨杆下部直径为 6.0mm±0.2mm；桨杆旋转时，桨轴与溶出杯的垂直轴在任一点的偏差均不得大于 2mm；搅拌桨旋转时，A、B 两点的摆动幅度不得超过 0.5mm。

(2)溶出杯　由硬质玻璃或其他惰性材料制成的透明或棕色的、底部为半球形的 250mL 杯状容器，内径为 62mm±3mm，高为 126mm±6mm，其他要求同第一法仪器装置(2)。

(3)桨杆与电动机相连，转速应在各品种项下规定转速的 ±4% 范围内。其他要求同第二法。

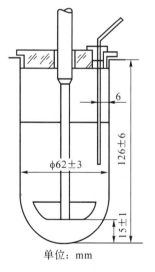

单位：mm

图 5-5　小杯法仪器装置

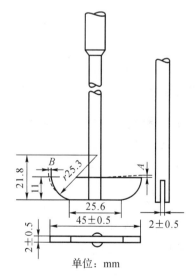

单位：mm

图 5-6　小杯法搅拌桨结构

测定法　测定前，应对仪器装置进行必要的调试，使桨叶底部距溶出杯的内底部 15mm± 2mm。分别量取经脱气处理的溶出介质，置各溶出杯内，实际量取的体积与规定体积的偏差应不超过 ±1%（当品种项下规定需要使用沉降装置时，可将片剂或胶囊剂先装入规定的沉降装置内）。以下操作同第二法。取样位置应在桨叶顶端至液面的中点，距溶出杯内壁不小于

6mm 处。

结果判定　同第一法。

【溶出条件和注意事项】

(1)溶出度仪的适用性及性能确认试验　除仪器的各项机械性能应符合上述规定外,还应用溶出度标准片对仪器进行性能确认试验,按照标准片的说明书操作,试验结果应符合标准片的规定。

(2)溶出介质应使用各品种项下规定的溶出介质,并应新鲜制备和经脱气处理(溶解的气体在试验过程中可能形成气泡,从而影响试验结果,因此溶解的气体应在试验之前除去。可采用下列方法进行脱气处理:取溶出介质,在缓慢搅拌下加热至约 41℃,并在真空条件下不断搅拌 5min 以上;或采用煮沸、超声、抽滤等其他有效的除气方法);如果溶出介质为缓冲液,当需要调节 pH 值时,一般调节 pH 值至规定 pH 值±0.05 之内。

(3)如胶囊壳对分析有干扰,应取不少于 6 粒胶囊,尽可能完全地除尽内容物,置同一溶出杯内,按该品种项下规定的分析方法测定每个空胶囊的空白值,作必要的校正。如校正值大于标示量的 25%,试验无效。如校正值不大于标示量的 2%,可忽略不计。

七、参考文献

[1]潘卫三主编. 工业药剂学. 北京:中国医药科技出版社,2010.

[2]国家药典委员会. 中华人民共和国药典. 二部. 北京:中国医药科技出版社,2010.

[3]顾学裘主编. 药物制剂注解. 北京:人民卫生出版社,1983.

(王文喜)

实验六　片剂的包衣

一、实验目的

1. 掌握片剂薄膜包衣的基本操作。
2. 熟悉包衣材料的组成与特性。
3. 了解包衣机的基本结构及使用方法。

二、实验指导

片剂的包衣是指在片剂(素片或称片芯)表面包上用适宜材料构成的衣层。片剂包衣后,能掩盖药物的不良气味,改善片剂的外观,提高药物的稳定性,还可改变药物的释放部位和释放速度,因此包衣技术在现代制剂生产中得到了广泛的应用。根据衣层材料的不同,包衣片可分为糖衣片和薄膜衣片两种,过去常以糖衣为主,但包糖衣具有包衣时间长、所需物料用量大、防潮性能差等缺点,逐步被薄膜包衣所代替。根据包衣材料的溶解性能的不同,薄膜衣又可分为胃溶性、肠溶性和不溶性三类。

薄膜衣的包衣材料主要由成膜材料、溶剂、增塑剂、遮光剂、着色剂、释放调节剂等组成。成膜材料一般为高分子化合物,应具有良好的成膜性和抗拉强度,能耐受一定的温度、湿度、光线等外界条件的变化,在特定的介质和 pH 条件下有足够的溶解性和稳定性,还应无生理毒性。常见的胃溶型膜材主要有羟丙甲纤维素、羟丙纤维素、聚维酮、丙烯酸树脂Ⅳ号(Eudragit E)等,常见的肠溶型膜材主要有虫胶、醋酸纤维素酞酸酯、羟丙基纤维素酞酸酯及肠溶型丙烯酸树脂(Eudragit L 和 S 型)等,常见的不溶型膜材主要有乙基纤维素、醋酸纤维素和不溶性丙烯酸树脂(Eudragit RL 和 RS 型)等。在制备包衣液时,常需采用有机溶剂溶解膜材,这给包衣工艺带来了不安全因素及环境污染、劳动保护等一系列问题,近年来采用胶乳、伪胶乳及微粒分散技术将包衣材料制成水分散体,无需使用有机溶剂,提高了生产安全,减少环境污染,降低生产成本。

片剂包衣的方法主要有滚转包衣法、流化床包衣法及压制包衣法等。滚转包衣法也称为锅包衣法,它是一种最经典而又最常用的包衣方法,包括普通锅包衣法、埋管包衣法及高效包衣法。包衣用的素片除了要符合一般片剂的质量要求外,其外形必须具有适宜的弧度,以利于包衣液在表面的铺展而使包裹严密;应具有较大的硬度和较小的脆性,以承受包衣过程中的滚动、碰撞和摩擦。

三、实验内容与操作

(一)实验材料与设备

1. 实验材料　氨茶碱片、Eudragit L100-55、柠檬酸三乙酯、滑石粉、钛白粉、柠檬黄、乙醇、盐酸溶液、磷酸缓冲液(pH6.8)等。

2. 实验仪器与设备　普通天平、分析天平、硬度计、崩解仪、包衣锅、空气压缩机、喷枪、匀浆机、烘箱等

(二)氨茶碱肠溶薄膜包衣片的制备

【包衣液处方】

Eudragit L100-55	12g
柠檬酸三乙酯	1.2g
滑石粉(120 目)	3g
钛白粉(120 目)	1.5g
柠檬黄色淀(120 目)	1.5g
95％乙醇	200mL

【包衣液配制】

将 Eudragit L100-55 溶于 130mL 乙醇中,加入柠檬酸三乙酯。将滑石粉、色淀和钛白粉倒入剩余的乙醇中,用高剪切匀浆机匀化 5～10min。将色淀混悬液缓缓倒入 L100-55 溶液中,充分搅匀,必要时经 80 目筛过滤,以防粗颗粒堵塞喷枪,在包衣过程中持续搅拌包衣液。

【包衣操作】

将氨茶碱片芯置包衣锅内,转动包衣锅使药片滚动,若滚动不佳,可在包衣锅内纵向粘上

硬纸条或胶布条,增加药片与包衣锅的摩擦,改善其流动。通入热空气使片床温度保持在 30 ~40℃,转速为 30r/min,将配制好的包衣溶液用喷枪连续喷雾于转动的药片表面,开始时喷速可快些,使药片表面尽快形成一层薄膜,避免片面磨损。之后随时根据片子表面干湿情况,调控片床温度和喷雾速度,使包衣溶液的喷雾速度和溶剂挥发速度相平衡,即以片面不太干也不太潮湿为度。一旦发现片子较湿(滚动迟缓),即停止喷雾以防黏连,待片子干燥后再继续喷雾,使包衣片增重为 4%~5%。将包好的肠溶衣片,置 40℃烘箱干燥 2h。

(三)包衣片质量检查

1.外观检查　用肉眼观察包衣片是否圆整、表面有无缺陷(碎片、黏连、剥落、起皱、起泡、色斑与起霜等)、表面粗糙度和光泽度等。

2.增重检查　随机抽取包衣片 20 片,精密称定,求得平均片重,与素片的平均片重比较,计算增重百分率。

3.硬度　将药片立于硬度测定仪两个压板之间,沿片剂直径方向徐徐加压,待片剂破碎时,仪器刻度盘所指示的压力即为该片剂的硬度,测定 3~6 片,取平均值。

4.崩解度测定　按照《中国药典》2010 年版二部附录 ⅩA 崩解时限检查法。将崩解仪吊篮通过上端的不锈钢轴悬挂于金属支架上,浸入 1000mL 烧杯中,调节吊篮位置使其下降时筛网距烧杯底部 25mm,往烧杯内加入适量温度为 37℃±1℃的盐酸溶液(9→1000),使得吊篮上升时筛网在液面下 15mm 处。取药片 6 片,分别置于吊篮的玻璃管中,每管各加 1 片,立即启动崩解仪进行检查。2h 后取出吊篮,检查片剂的裂缝、软化及崩解情况。用少量水洗涤后,每管各加入挡板一块,再按上述方法在磷酸盐缓冲液(pH6.8)中进行检查,记录各片全部崩解成碎粒通过筛网的时间。

四、实验结果与讨论

1.记录片剂外观检查结果,讨论产生碎片、黏连、剥落、起皱、起泡、色斑与起霜等现象的原因。

2.记录包衣前后的片重,计算包衣增重,讨论在包衣过程中如何控制包衣增重。

3.记录包衣前后的片剂硬度,讨论包衣对片剂抗张强度的影响。

4.记录药片在盐酸中作用 2h 后的裂缝、软化、崩解情况以及各片在磷酸盐缓冲液中的崩解时间,讨论影响肠溶片崩解的主要因素。

五、思考题

1.哪些药物制剂需包肠溶衣?

2.哪些因素对薄膜包衣质量有重要影响?

3.有机溶剂包衣成膜的原理是什么,在包衣过程中应注意哪些问题?

六、附　录

《中国药典》2010 年版二部附录 ⅩA 崩解时限检查法(片剂部分)

仪器装置　采用升降式崩解仪,主要结构为一能升降的金属支架与下端镶有筛网的吊篮,并附有挡板。

升降的金属支架上下移动距离为 55mm±2mm,往返频率为每分钟 30～32 次。

（1）吊篮　玻璃管 6 根,管长 77.5mm±2.5mm,内径 21.5mm,壁厚 2mm;透明塑料板 2 块,直径 90mm,厚 6mm,板面有 6 个孔,孔径 26mm;不锈钢板 1 块(放在上面一块塑料板上),直径 90mm,厚 1mm,板面有 6 个孔,孔径 22mm;不锈钢丝筛网 1 张(放在下面一块塑料板下),直径 90mm,筛孔内径 2.0mm;以及不锈钢轴 1 根(固定在上面一块塑料板与不锈钢板上),长 80mm。将上述玻璃管 6 根垂直置于 2 块塑料板的孔中,并用 3 只螺丝将不锈钢板、塑料板和不锈钢丝筛网固定,即得(图 6-1)。

（2）挡板　为一平整光滑的透明塑料块,相对密度 1.18～1.20,直径 20.7mm±0.15mm,厚 9.5mm±0.15mm;挡板共有 5 个孔,孔径 2mm,中央 1 个孔,其余 4 个孔距中心 6mm,各孔间距相等;挡板侧边有 4 个等距离的 V 形槽,V 形槽上端宽 9.5mm,深 2.55mm,底部开口处的宽与深度均为 1.6mm(图 6-2)。

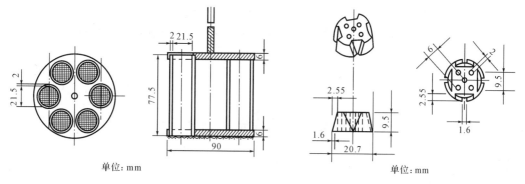

| 图 6-1　升降式崩解仪吊篮结构 | 图 6-2　升降式崩解仪挡板结构 |

检查法　将吊篮通过上端的不锈钢轴悬挂于金属支架上,浸入 1000mL 烧杯中,并调节吊篮位置使其下降时筛网距烧杯底部 25mm,烧杯内盛有温度为 37℃±1℃的水,调节水位高度使吊篮上升时筛网在水面下 15mm 处。

除另有规定外,取供试品 6 片,分别置上述吊篮的玻璃管中,启动崩解仪进行检查,各片均应在 15min 内全部崩解。如有 1 片不能完全崩解,应另取 6 片复试,均应符合规定。

薄膜衣片,按上述装置与方法检查,并可改在盐酸溶液(9→1000)中进行检查,应在 30min 内全部崩解。如有 1 片不能完全崩解,应另取 6 片复试,均应符合规定。

糖衣片,按上述装置与方法检查,应在 1h 内全部崩解。如有 1 片不能完全崩解,应另取 6 片复试,均应符合规定。

肠溶衣片,按上述装置与方法,先在盐酸溶液(9→1000)中检查 2h,每片均不得有裂缝、崩解或软化现象;继将吊篮取出,用少量水洗涤后,每管加入挡板 1 块,再按上述方法在磷酸盐缓冲液(pH6.8)中进行检查,1h 内应全部崩解。如有 1 片不能完全崩解,应另取 6 片复试,均应符合规定。

含片,除另有规定外,按上述装置和方法检查,各片均不应在 10min 内全部崩解或溶化。如有 1 片不符合规定,应另取 6 片复试,均应符合规定。

舌下片,除另有规定外,按上述装置和方法检查,各片均应在 5min 内全部崩解并溶化。如有 1 片不能完全崩解,应另取 6 片复试,均应符合规定。

可溶片,除另有规定外,水温为 15～25℃,按上述装置和方法检查,各片均应在 3min 内全部崩解并溶化。如有 1 片不能完全崩解,应另取 6 片复试,均应符合规定。

结肠定位肠溶片,除另有规定外,按上述装置照各品种项下规定检查,各片在盐酸溶液(9→1000)及 pH6.8 以下的磷酸盐缓冲液中均应不释放或不崩解,而在 pH7.5～8.0 的磷酸盐缓冲液中 1h 内应全部释放或崩解,片心亦应崩解。如有 1 片不能完全崩解,应另取 6 片复试,均应符合规定。

泡腾片,取 1 片,置 250mL 烧杯中,烧杯内盛有 200mL 水,水温为 15～25℃,有许多气泡放出,当片剂或碎片周围的气体停止逸出时,片剂应溶解或分散在水中,无聚集的颗粒剩留。除另有规定外,同法检查 6 片,各片均应在 5min 内崩解。如有 1 片不能完全崩解,应另取 6 片复试,均应符合规定。

七、参考文献

[1]林宁主编.药剂学实验.北京:中国医药科技出版社,2007.
[2]国家药典委员会.中华人民共和国药典.二部.北京:中国医药科技出版社,2010.

（王文喜）

实验七　软膏剂的制备

一、实验目的

1.掌握不同类型软膏剂的制备方法和操作关键。

2.熟悉药物加入基质中的方法以及不同类型基质对药物释放的影响。

3.了解软膏剂的质量评定方法。

二、实验指导

软膏剂系指药物(包括中药材细粉、药材提取物)与适宜基质制成的具有适当稠度的膏状半固体外用制剂。软膏剂主要起保护润滑和局部治疗作用,某些软膏也可通过透皮吸收后进入体循环产生全身治疗作用。

软膏应均匀、细腻,具有适当黏稠性,易于涂布,对皮肤无刺激且不融化。在软膏剂中,基质占软膏的大部分。基质对软膏剂的质量、药物的释放和药物的吸收都有重要影响。软膏剂常用的基质可分为油脂性、水溶性和乳剂型基质三类,其中乳剂型基质软膏亦称乳膏剂,可根据主药的性质及临床治疗的要求选用适宜的基质。

软膏剂的制备方法主要有研合法、熔和法、乳化法。当软膏基质稠度适中,在常温下通过研磨即能与药物均匀混合,可用研合法;当软膏基质在常温下不能均匀混合,或主药可溶于基质,或药材需用基质加热浸取其有效成分,均多采用熔和法;乳膏剂宜采用乳化法制备,大量生产时,使用乳匀机或胶体磨可使产品更细腻均匀。

软膏剂中药物加入的方法应根据药物和基质的性质选用。其中不溶性药物应粉碎成细粉

(通过九号筛)后缓缓加入基质中混匀,或将药物细粉在不断搅拌下加到熔融的基质中继续搅拌至冷凝;可溶于基质的药物,应溶解在基质或基质组分中;用植物油加热提取的药油应先与油相混合;水溶性药物应先用少量水溶解后以羊毛脂吸收,再与其余基质混合;药物的水溶液亦可直接加入水溶性基质中混匀;中药煎剂、流浸膏等可先浓缩至糖浆状,再与基质混合;固体浸膏可加少量溶剂使软化或研成糊状,然后再与基质混合;有共熔成分时,可先将其共熔,再与冷却至40℃左右的基质混匀。遇热不稳定的药物,应使基质冷至40℃左右再与之混合。

药物自基质中的释放是影响软膏作用的重要因素之一,常用的研究药物释放、穿透与吸收的测定方法有体内法、体外法和放射性示踪原子法等。一般多选用体外试验法,其中琼脂扩散法为应用较多的一种。琼脂扩散法系采用琼脂(或明胶)凝胶为扩散介质,将药物涂在含有指示剂的凝胶表面,放置一定时间后,测定药物与指示剂产生的色层高度来比较药物自基质中释放的速度。扩散距离与时间的关系可用 Lockie 经验式表示

$$y^2 = KX$$

式中:y——扩散的距离(mm),X——扩散的时间(h),K——扩散系数(mm^2/h)。

以不同时间色层高度的平方(y^2)对扩散时间(X)作图,可得一条通过原点的直线。此直线的斜率即为 K,K 值反映了软膏剂释药能力的大小。但由于体外试验条件与实际应用情况存在差异,因此测定的数据有一定的局限性。

三、实验内容与操作

(一)实验材料与设备

1.实验材料 黄芩素、羊毛脂、凡士林、冰片、甘油、三乙醇胺、硬脂酸、单硬脂酸甘油酯、尼泊金乙酯、蓖麻油(或液状石蜡)、苯甲酸钠、羧甲基纤维素钠、林格氏液等。

2.实验仪器与设备 蒸发皿、研钵、电热水浴器、恒温箱。

(二)不同基质黄芩素软膏制备

油脂性基质黄芩素软膏

【处方】

黄芩素细粉(过六号筛)	0.40g
羊毛脂	0.90g
凡士林	8.70g

【制法】

取处方量凡士林、羊毛脂于蒸发皿中,置水浴加热熔融后,自水浴上取下,加入黄芩细粉,不断搅拌至冷凝,即得。

【操作注意】

加入药物细粉后应不断搅拌至冷凝,否则易使药物分散不均匀。

【功能与主治】

抗菌、消炎。适用于干热疮,黏膜感染、皮肤干性炎症。

【用法与用量】

外用,适量涂于患处。

乳剂基质黄芩素软膏

【处方】

黄芩素细粉(过六号筛)	0.40g	甘油	1.00g
冰片	0.02g	三乙醇胺	0.15mL
硬脂酸	1.20g	尼泊金乙酯	0.01g
单硬脂酸甘油酯	0.40g	蒸馏水	5.00mL
蓖麻油(或液状石蜡)	2.00g		

【制法】

1. 取处方量的油相成分(硬脂酸、单硬脂酸甘油酯、蓖麻油、尼泊金乙酯)于干燥蒸发皿中,置水浴上加热至70~80℃,使其完全熔化、溶解,待用。

2. 取处方量的水相成分(甘油、黄芩素、计算量蒸馏水)置另一小烧杯中,水浴加热至70~80℃,边搅拌边加入三乙醇胺,使黄芩素溶解。

3. 在室温下,将冰片加入油相1中溶解,搅拌下将水相成分2以细流逐渐加入油相成分1中,边加边搅拌直至均匀凝固,即得。

【功能与主治】

抗菌、消炎、抗过敏。用于急、慢性湿疹,过敏性药疹,接触性皮炎,毛囊炎,疖肿等症。

【用法与用量】

外用。每日2次,必要时用敷料包扎。用于有渗出液、糜烂、继发性感染病灶时,先用0.05%高锰酸钾或0.02%新洁尔灭洗净擦干后,再涂药膏。

水溶性基质黄芩素软膏

【处方】

黄芩素细粉(过六号筛)	0.40g	苯甲酸钠	0.01g
甘油	1.00g	蒸馏水	7.00mL
羧甲基纤维素钠	0.60g		

【制法】

(1)将处方量的黄芩素、苯甲酸钠置小烧杯中,加入蒸馏水,水浴加热使溶解,放冷。

(2)另将处方量的甲基纤维素、甘油在研钵内研匀,将黄芩素与苯甲酸钠溶解物加入其中,边加边研,直至均匀,即得。

【功能与主治】

抗菌、消炎。适用于干热疮、黏膜感染、皮肤炎症。

【用法与用量】

外用,适量涂于患处。

(三)软膏剂中药物释放速度的比较试管法

1.琼脂基质的制备

林格氏液的配制　取氯化钠 0.85g,氯化钾 0.03g,氯化钙 0.048g,加水至 100mL 溶解。

取琼脂 2g,加入林格氏液内,水浴加热溶解,冷至 60℃后加入三氯化铁试液数滴,混匀,立即沿壁小心倒入事先预热的 3 个内径一致的小试管(10mL)中,防止产生气泡。装量为距试管口约 2cm,直立静置凝固,备用。

2.黄芩素软膏释放性能考察　将制得的三种不同基质的黄芩素软膏,取等量分别装填于上述有琼脂基质的试管中。然后置 37℃恒温箱内,经一定时间,测定药物向琼脂中渗透的距离(即变色区的长度)。将测得的数据填入表 7-1 中,并作释放曲线,比较三类不同基质的药物释放情况。

【操作注意】

1.含指示剂的琼脂溶液应新鲜配制,切勿剧烈搅拌,溶液中的少量气泡可在 60℃水浴中静置驱除。

2.含指示剂的琼脂溶液倾入试管时,温度不宜过高并应保持试管垂直,以免冷却后体积收缩,在试管内形成凹面或斜面,改变药物扩散面积。另外,所用试管口径以 1.5～2.0mm 为宜。

3.灌装软膏时装量应基本一致,注意在与琼脂凝胶接触面以及软膏层内均不得留有空隙或气泡。

(四)黄芩素软膏质量检查及评定

1.性状　三种不同基质的黄芩素软膏均匀、细腻,具适当黏稠性的黄色半固体。

2.定性鉴别　采用显色或薄层色谱法鉴别本品中的黄芩素。

3.检查　(1)刺激性检查:剃去家兔背上的毛约 2.5cm²,待剃毛所产生的刺激痊愈后,取软膏 0.5g 均匀地涂在剃毛部位使形成薄膜层,24h 后观察,应无水疱、出疹、发红等现象。每次试验应在三个不同部位同时进行,并用空白基质作对照。

(2)pH 的测定:取软膏适量,加水振摇,取水溶液加酚酞或甲基红指示液均不得变色。

(3)微生物限度检查:不得检出金黄色葡萄球菌和绿脓杆菌。本品 1g 中,细菌数不得超过 100 个,霉菌和酵母菌数不得超过 100 个。

4.含量测定　采用高效液相色谱法测定本品中黄芩素含量。

【制剂评注】

1.黄芩素软膏有抗菌、消炎、抗过敏作用。三种不同基质软膏适应证有所不同,油膏主要适用于干燥创面;乳膏、水膏可用于有渗出液的皮肤病。

2.不同基质制成的软膏,其释药性能不同。据报道,O/W 型软膏基质的扩散系数为水溶性基质的 3～5 倍,油脂性基质 7h 未见扩散。

3.进行软膏释放性能考察实验时,软膏填充时与琼脂凝胶界面应密合充实,防止间隙,以免影响扩散。

四、实验结果与讨论

1.记录不同时间药物扩散区的长度。

表 7-1　三种基质黄芩素软膏药物释放性能测定结果

基质类型	扩散色区长度(mm)							
	1h	2h	4h	8h	16h	24h	48h	72h
油脂型								
乳剂型								
水溶型								

2.根据表 7-1 的测定结果,以 Y^2 为纵坐标,t 为横坐标作图,求出 K 值(斜率),并比较不同 K 值,讨论不同基质中药物扩散速度的快慢。

3.制得的黄芩素软膏涂布在自己的手背皮肤上,感觉是否均匀细腻,记录皮肤的感觉,比较 3 种软膏的黏稠性与涂布性。讨论 3 种软膏基质中各组分的作用。

五、思考题

1.中药软膏的制备方法有哪些? 如何选用?

2.影响软膏剂中药物透皮吸收的因素主要有哪些?

3.不同类型软膏基质的作用特点是什么?

4.制备乳剂型软膏剂基质时应注意什么? 为什么要加温至 70～80℃?

六、附　录

软膏剂、乳膏剂的质量要求:

根据《中国药典》2010 年版二部附录"制剂通则"的规定,对软膏剂、乳膏剂的质量要求有以下几个方面:

1.软膏剂、乳膏剂基质应均匀、细腻,涂于皮肤或黏膜上应无刺激性。混悬型软膏剂中不溶性药物的固体成分,均应预先用适宜的方法磨成细粉,确保粒度符合规定。

2.软膏剂、乳膏剂应具有适当的黏稠度,但均应易涂布于皮肤或黏膜上,不融化,黏稠度随季节变化应很小。

3.软膏剂、乳膏剂应无酸败、异臭、变色、变硬,乳膏剂不得有油水分离及胀气现象。

4.软膏剂、乳膏剂根据需要可加入保湿剂、防腐剂、增稠剂、抗氧剂及透皮促进剂。

5.除另有规定外,软膏剂应遮光密闭贮存;乳膏剂应遮光密闭,宜置 25℃ 以下遮光贮存,不得冷冻。

6.用于烧伤或严重创伤的软膏剂与乳膏剂,应进行无菌处理。照无菌检查法(附录Ⅻ H)检查,应符合规定。

7.除另有规定外,软膏剂、乳膏剂应进行粒度检查、最低装量限度检查和微生物限度检查。

微生物检查　照《中国药典》2010年版(二部)附录ⅩⅠJ微生物限度检查法检查,每克软膏剂中含细菌数不得超过100个,含霉菌和酵母菌数不得超过100个,不得检出金黄色葡萄球菌、绿脓杆菌。

七、参考文献

[1]崔福德.药剂学.第7版.北京:人民卫生出版社,2011.
[2]崔福德.药剂学实验指导.第2版.北京:人民卫生出版社,2007.
[3]中国药典.2010年版二部.北京:中国医药科技出版社,2010.

（傅应华）

实验八　栓剂的制备

一、实验目的

1.掌握热熔法制备栓剂的方法和操作要点。
2.熟悉栓剂基质的分类、栓剂置换价的计算及栓剂质量的检查方法。

二、实验指导

栓剂是指药材提取物或药粉与适宜基质制成供腔道给药的固体制剂。其形状与重量因使用腔道而异,分为肛门栓和阴道栓。其栓模如图8-1、8-2所示。

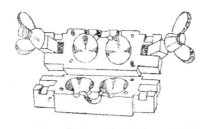

图8-1　阴道栓

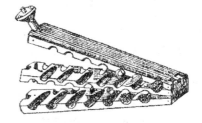

图8-2　肛门栓

栓剂中的药物与基质应充分混匀,栓剂外形应完整光滑;无刺激性;塞入腔道后,应能融化、软化或溶化,并与分泌液混合,逐渐释放出药物,产生局部或全身作用;有适宜的硬度,以免在包装或贮存时变形。

栓剂常用的基质有脂肪性基质、水溶性及亲水性基质等,应根据药物性质及治疗上的要求选用。常见的脂肪性基质如可可豆脂、半合成脂肪酸甘油酯等;水溶性及亲水性基质如甘油明胶、聚乙二醇类、聚氧乙烯(40)单硬脂酸酯等。在某些栓剂中还可加入表面活性剂使药物易于释放和被机体吸收。

栓剂的制法有搓捏法、冷压法、热熔法三种。其中热熔法最为常用,其制备工艺流程为:

基质 $\xrightarrow{\text{水溶}}$ 熔化→加入药物粉末(混匀)→注入栓模(已涂润滑剂) $\xrightarrow{\text{冷却}}$ 完全凝固→削去溢出部分→脱模→质检→包装

栓剂中药物加入的方法应根据药物和基质的性质选用。一般来说,固体药物应先用适宜方法制成极细粉,与脂肪性基质混合。油溶性药物可直接混入已熔化的脂肪性基质中,使之溶解,如果加入的药物量过大时能降低基质的熔点或使栓剂过软,可加适量石蜡或蜂蜡调节。水溶性药物,如中药浸膏,可直接与已熔化的水溶性基质混合,也可制成干浸膏粉与油脂性基质混合。

为了使栓剂冷却后易从栓模中脱出,同时保证栓剂外观质量,栓剂应涂润滑剂。基质不同润滑剂不同。水溶性、亲水性基质的栓剂常用液体石蜡、植物油;脂肪性基质的栓剂则用肥皂醑(软肥皂、甘油各一份与90％乙醇5份制成的醇溶液)。

在栓剂处方设计及制备中,为了正确确定基质用量以保证栓剂中药物的剂量准确,常需要测定药物的置换价。置换价系指药物的重量与同体积基质的重量比值。如鞣酸的可可豆脂置换价为1.6,即1.6g鞣酸与1.0g可可豆脂所占的体积相同。当基质和药物的密度未知时,可以通过用同一副栓模试验得到。置换价(f)可用式(8-1)计算。

$$f = \frac{W}{G-(M-W)} \tag{8-1}$$

公式:G—— 每粒纯基质栓剂的平均重量;

　　　M—— 每粒含药栓的平均重量;

　　　W—— 含药栓中每粒栓剂的平均含药重量,则 $M-W$ 为含药栓中基质的重量,$G-(M-W)$ 即为与药物同体积的基质重量。

根据求得的置换价,计算出制备每粒栓剂所需基质的理论用量(X)为:

$$X = G - \frac{W}{f} \tag{8-2}$$

三、实验内容与操作

(一)实验材料与设备

1.实验材料　吲哚美辛、明胶、冰片、甘油、聚山梨酯80、醋酸氯己定、半合成脂肪酸甘油酯等。

2.实验仪器与设备　栓模(肛门栓、阴道栓)、蒸发皿、电热水浴锅、栓剂融变时限实验仪。

(二)不同基质栓剂的制备

置换价的测定　以吲哚美辛为模型药,用半合成脂肪酸甘油酯为基质,进行置换价测定。

1.纯基质栓的制备　称取半合成脂肪酸甘油酯10g置蒸发皿中,于水浴上加热熔化后,倾入涂有润滑剂的栓剂模型中,冷却凝固后削去溢出部分,脱模,得完整的纯基质栓数枚,用纸擦去栓剂外的润滑剂后称重,每粒栓剂的平均重量为 G(g)。

2.含药栓的制备　称取半合成脂肪酸甘油酯6g置蒸发皿中,于水浴上加热,至基质有2/3熔化时停止加热,搅拌使全熔;另称取研细的吲哚美辛粉末(100目)3g,分次加入熔融的半合成脂肪酸甘油酯中,搅拌均匀。倾入涂有润滑剂的栓剂模型中,冷却凝固后削去溢出部分,脱模,得完整的含药栓数枚,用纸擦去栓剂外的润滑剂后称重,每粒栓剂的平均重量为 $M(g/粒)$。

3.置换价计算 将上述计算得到的 G、M 代入置换价计算公式(8-1),求得吲哚美辛对半合成脂肪酸甘油酯的置换价。

<h2 style="text-align:center">吲哚美辛栓剂</h2>

【处方】

吲哚美辛(100目)	0.5g
半合成脂肪酸甘油酯	适量
制成肛门栓	10 枚

【制法】

1.基质用量的计算 将上述实验得到的吲哚美辛的半合成脂肪酸甘油酯置换价,再代入式(8-2)计算出每枚栓剂所需要的基质重量,并得出 10 枚栓剂需用的基质量。

2.栓剂的制备 称取 1 中计算量的半合成脂肪酸甘油酯置蒸发皿中,水浴加热至熔(40℃以下);另称取研细的吲哚美辛粉末(100目)0.5g,分次加入熔融的半合成脂肪酸甘油酯中,搅拌均匀。注入涂有润滑剂(肥皂醑)的栓模中,冷却后削去溢出部分,取出包装,即得。

【功能与主治】

消炎镇痛药。用于风湿性关节炎、类风湿性关节炎、强直性脊柱炎、骨关节炎及急性痛风发作等。

【用法与用量】

塞入肛门内。一次 1 粒,一日 1~2 次。

【质量要求】

1.性状 外形完整光滑,硬度适宜,无变形及霉变等。

2.定性检查 采用显色反应鉴别吲哚美辛。

3.检查

(1)重量差异 照《中国药典》2010 年版(二部)附录ⅠD重量差异检查法检查,应符合规定。

(2)融变时限 照《中国药典》2010 年版(二部)附录ⅩB融变时限检查法检查,应符合规定。

(3)微生物检查 照《中国药典》2010 年版(二部)附录ⅫJ微生物限度检查法检查,应符合规定。

4.含量测定 采用高效液相色谱法测定本品中吲哚美辛含量。

【操作注意】

注模时混合物的温度应适宜,若温度过高则药物易沉降,影响成品中药物含量均匀度。故应选择混合物黏稠度较大时注模,注至模口稍有溢出为度,且要一次完成。注模后应置适宜的温度下冷却一定时间,若冷却的温度不足或时间短,易发生粘模;而冷却的温度过低或时间过长,脱模时又易出现栓剂破碎。

醋酸氯己定栓

【处方】

醋酸氯己定	0.20g	甘油	26.0g
聚山梨酯80	1.0g	明胶	8.0g
冰片	0.05g	蒸馏水	14.0mL
乙醇	2.5mL	制成10枚	

【制法】

取处方量的明胶置称重的蒸发皿中(可连同搅拌棒一起称重),加蒸馏水20mL浸泡30min,使膨胀变软,在水浴上加热使明胶溶解,得明胶溶液;再加入处方量的甘油,轻搅使之混匀,继续加热使内容物重量达46～48g为止。另取醋酸氯己定溶于聚山梨酯80中,冰片溶于乙醇中,在搅拌下将两液混合后,再加入已制好的甘油明胶液中,搅拌均匀,趁热注入已涂好润滑剂(液体石蜡)的阴道栓模中(共注10枚,5g栓模),冷却、整理、启模、包装即可。

【作用与用途】

治疗宫颈糜烂、化脓性阴道炎、霉菌性阴道炎。也适用于滴虫性阴道炎。

【用法与用量】

阴道给药。宫颈糜烂,月经干净后每日一粒,连用7粒为一疗程;阴道炎,每日一粒,连用3～5粒为一疗程。

【质量要求】

1.性状　应完整光滑,无裂缝,不起"霜"或变色,从纵切面观察应是混合均匀的。本品应为棕黄色,透明,有一定硬度和弹性。

2.定性检查　采用显色反应鉴别醋酸氯己定($C_{22}H_{30}Cl_2N_{10} \cdot 2C_2H_4O_2$)。

3.检查

(1)重量差异　照《中国药典》2010年版(二部)附录ⅠD重量差异检查法检查,应符合规定。

(2)融变时限　照《中国药典》2010年版(二部)附录ⅩB融变时限检查法检查,应符合规定。

(3)微生物检查　照《中国药典》2010年版(二部)附录ⅫJ微生物限度检查法检查,应符合规定。

【操作注意】

1.甘油明胶由甘油、明胶、水三者按一定比例组成。其比例不同,可得到不同软硬度的透明的基质,具有弹性,在体温时不熔融,但能缓缓溶于体液中,释放药物。其溶解速度与明胶、甘油、水比例有关,且甘油同时起保湿作用。本处方所制备的栓剂用于阴道应有一定弹性、硬度。

2.明胶为胶体,在制备时应经过溶胀过程。为缩短实验时间,片状明胶应先剪成小块(颗粒),再用水浸泡,使之膨胀变软,最后加热才容易溶解。另外,加热溶解明胶过程中,应不断轻轻搅拌,切勿剧烈搅拌,以免胶液中产生气泡(不易清除),影响成品的外观。

3.醋酸氯己定在水中略溶(1.9:100),聚山梨酯80为表面活性剂,可使醋酸氯己定均匀分散于甘油明胶基质中。需注意醋酸氯己定与阳离子表面活性剂有对抗作用,且不宜与甲酸、碘、高锰酸钾等药物同用。另外,用乙醇溶解冰片利于与其他药物混合均匀。

4.实验过程中需按处方量控制水分,水分过多,栓剂太软;水分过少,栓剂太硬。

5.本处方中的主药量按照每粒含醋酸氯己定0.02g计,栓剂为5g;如果选用的栓模为其他规格,则基质的量需要做相应改动。

四、实验结果与讨论

1.置换价 记录吲哚美辛的半合成脂肪酸甘油酯的置换价测定数据与计算结果。

2.将栓剂的各项质量检查结果记录于表8-1中。

表8-1 栓剂质量检查结果

名 称	外 观	重量(g)	重量差异限度 (合格与否)	融变时限(min)
吲哚美辛栓				
醋酸氯己定栓				

五、思考题

1.栓剂制备什么情况下需计算置换价? 置换价的计算还有哪些方法?

2.栓剂基质有哪几类? 常用品种及其适用性如何?

3.为什么栓剂要测定融变时限?

六、附 注

栓剂的质量要求:

根据《中国药典》2010年版二部附录"制剂通则"的规定,对栓剂的质量要求有以下几个方面:

栓剂中的固体药物应预先用适宜方法制成细粉,并全部通过6号筛。根据施用腔道和使用目的不同,制成各种适宜的形状。

栓剂中的药物与基质应混合均匀,栓剂外形要完整光滑;塞入腔道后应无刺激性,应能融化、软化或溶化,并与分泌液混合,逐渐释放出药物,产生局部或全身作用;应有适宜的硬度,以免在包装或贮存时变形。

缓释栓剂应进行释放度检查,不再进行融变时限检查。

除另有规定外,应在30℃以下密闭贮存,防止因受热、受潮而变形、发霉、变质。

除另有规定外,栓剂应进行以下相应检查:

(1)重量差异 取栓剂10粒,精密称定总重量,求得平均粒重后,再分别精密称定各粒的重量。每粒重量与平均粒重相比较(凡有标示粒重的栓剂,每粒重量与标示粒重相比较),按表8-2的规定,超出重量差异限度的栓剂不得多于1粒,并不得超出限度1倍。凡规定检查含量均匀度的栓剂,一般不再进行重量差异检查。

表 8-2　栓剂重量差异限度表

平均粒重	重量差异限度
1.0g 以下至 1.0g	±10%
1.0g 以上至 3.0g	±7.5%
3.0g 以上	±5%

（2）融变时限

仪器装置　由透明的套筒与金属架构成如图 8-3（a）。透明套筒为玻璃或适宜的塑料材料制成,高为 60mm,内径为 52mm 及适当的壁厚。金属架由两片不锈钢的金属圆板及三个金属构架焊接而成。每个圆板直径为 50mm,具 39 个孔径为 4mm 的圆孔如图 8-3（b）;两板相距 30mm,通过 3 个等距的挂钩焊接在一起。

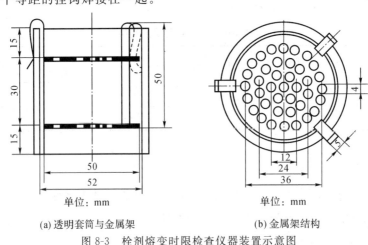

（a）透明套筒与金属架　　　（b）金属架结构
图 8-3　栓剂熔变时限检查仪器装置示意图

检查法　取供试品 3 粒,在室温放置 1h 后,分别放在 3 个金属架的下层圆板上,装入各自的套筒内,并用挂钩固定。除另有规定外,将上述装置分别垂直浸入盛有不少于 4L 的 37.0℃ ±0.5℃水的容器中,其上端位置应在水面下 90mm 处。容器装一转动器,每隔 10min 在溶液中翻转该装置一次。

结果判断　除另有规定外,脂肪性基质的栓剂 3 粒均应在 30min 内全部融化、软化或触压时无硬心;水溶性基质的栓剂 3 粒均应在 60min 内全部溶解。如有 1 粒不符合规定,应另取 3 粒复试,均应符合规定。

（3）微生物检查　照《中国药典》2010 年版（二部）附录 XⅠJ 微生物限度检查法检查,每克栓剂中含细菌数不得超过 100 个,含霉菌和酵母菌数不得超过 100 个,不得检出金黄色葡萄球菌、绿脓杆菌。

七、参考文献

[1]崔福德.药剂学.第 7 版.北京:人民卫生出版社,2011.

[2]崔福德.药剂学实验指导.第 2 版.北京:人民卫生出版社,2007.

[3]中国药典.2010 年版二部.北京:中国医药科技出版社,2010.

（傅应华）

第三章　制剂新技术与新剂型

实验九　包合物的制备及验证

一、实验目的

1. 掌握饱和水溶液法制备包合物的工艺。
2. 掌握计算包合物的含油率、利用率及收率的方法。
3. 掌握包合物形成的验证方法。

二、实验指导

1. 包合物概述　包合物(inclusion compound)是指药物分子被包嵌于另一种物质分子的空穴结构内形成的包合体。包合物由主分子(host molecules)和客分子(guest molecules)组成,主分子(包合材料)具有较大的空穴结构,足以将客分子(药物)容纳在内,形成分子囊(molecule capsule)。药物作为客分子经包合后,其物理性质发生改变,包括溶解度、溶出速度、口服生物利用度等。包合物具有以下优点:①掩盖药物的不良气味,降低刺激性;②增加药物溶出度与生物利用度;③提高药物稳定性;④液体药物粉末化。

目前药物制剂中常用的包合材料为环糊精。环糊精为数个葡萄糖分子以 1,4-糖苷键连接的环状化合物,常用的有 α、β、γ 3 种,它们的空穴内径与物理性质差别较大。其中 β-环糊精(β-CYD)的空穴内径为 0.7~0.8nm,其在 20℃水中的溶解度为 1.85g/100mL,且随着温度升高溶解度增大,在 40、60、80、100℃时的溶解度分别为 3.7、8.0、18.3、25.6g/100mL。采用饱和水溶液法,将主分子的饱和水溶液与客分子混合,待包合作用完成后,降低温度,客分子进入主分子的空穴中,包合物从水中析出,分离得到包合物。

2. 环糊精包合物形成的原理　包合物的形成依赖于环糊精和药物的立体结构及两者的极性。药物分子必须同环糊精空穴的形状、大小相适应,符合下列必要条件之一的有机药物,通常可以与环糊精包合成包合物:分子结构中的原子数大于 5;如具有稠环,稠环数应小于 5;相对分子质量在 100~400 之间;在水中的溶解度小于 1.0g/100mL;熔点低于 250℃。无机物通常不宜用环糊精包合。

包合是单纯的物理过程,包合物的稳定性主要取决于两组分间的范德华引力。包合物中主分子和客分子的比例为非化学计量,包合最大量由客分子的大小和主分子的空穴数所定。在不同的包合条件(主客分子比例、温度、附加剂、pH 值)下,包合量存在较大的可变性,控制最佳包合条件是提高包合量及包合物稳定性的关键。

3.包合物的质量检查及其验征　　本实验的质量检查主要包括:包合物的含油率、利用率及收率。

$$含油率 = \frac{包合物中实际含油量(g)}{包合物量(g)} \times 100\% \qquad (9\text{-}1)$$

$$利用率 = \frac{包合物中实际含油量(mL)}{投油量(mL)} \times 100\% \qquad (9\text{-}2)$$

$$收率 = \frac{包合物实际量(g)}{投入的环糊精量(g) + 投油量(g)} \times 100\% \qquad (9\text{-}3)$$

本实验对包合物的验证采用薄层色谱法(TLC)、差示热分析(DTA)及差示扫描量热法(DSC)。

三、实验内容

(一)实验材料与设备

1.实验材料　　原料药:陈皮和薄荷油;

包合材料:β-环糊精。

2.设备与仪器　　差示热分析仪、紫外分光光度仪、挥发油提取器。

(二)实验部分

陈皮油-β-环糊精包合物

【处方】

陈皮油	1mL
β-环糊精	8g
无水乙醇	5mL
蒸馏水	100mL

【制备】

1.陈皮油的制备:称取陈皮粉末 120g,加入 10 倍量的水,经挥发油提取器提取 2.5h,得淡黄色浑浊油状液体,加无水硫酸钠脱水,得到淡黄色油状澄明液体,即得陈皮油,备用。

2.陈皮油乙醇溶液的制备:量取陈皮油 1mL,加无水乙醇 5mL 溶解,即得,备用。

3.β-环糊精饱和水溶液的制备:称取 β-环糊精 8g,加水 100mL,在 60℃制备成饱和水溶液,保温,备用。

4.陈皮油-β-环糊精包合物的制备:量取 β-环糊精饱和水溶液 100mL,置 250mL 烧杯中,60℃恒温搅拌下,将陈皮油乙醇溶液缓慢滴入,待出现浑浊并逐渐有白色沉淀析出,继续搅拌 1h 后,取出烧杯,继续搅拌至溶液降至室温,最后用冰浴冷却,待沉淀析出完全,抽滤至干,50℃以下干燥,称重,计算。

【操作注意】

1.自制陈皮油一定要脱水,才能得到澄明溶液。

2.β-环糊精饱和水溶液要在 60℃保温,否则不能得到澄明的水溶液。

3.包合物制备过程中温度应控制在 60℃±1℃,搅拌时间应充分,否则影响包合物收率。

【质量检查】

1.验证包合物形成。

2.测定包合物的含油率、利用率及收率。

【注解】

质量检查方法。

1.形成包合物的验证

(1)薄层色谱法(TLC)

1)硅胶 G 板的制作　称取硅胶 G,与 0.3％羧甲基纤维素钠水溶液按 1∶3(g∶mL)的比例混合调匀,铺板,110℃活化 1h,备用。

2)样品的制备　①陈皮油乙醇溶液为样品 A;②陈皮油-β-环糊精包合物加无水乙醇适量,振摇取上清液为样品 B;③将一定量的包合物经挥发油提取器提取包合物中的挥发油,且经无水硫酸钠脱水后的淡黄色澄明液体,用无水乙醇配成与样品 A 同浓度的溶液为样品 C(此油量用于计算包合物中的含油率)。

3)TLC 条件　取样品 A、B、C 各约 10μL,点于同一硅胶 G 板上,用正己烷-氯仿(40∶1)为展开剂,展开前将板置于展开槽中饱和 10min,上行展开,展距 15cm,5％香荚兰醛浓硫酸溶液为显色剂,喷雾后烘干显色。也可用 30％硫酸乙醇溶液为显色剂,喷雾后烘烤 15min,显色。

(2)差示热分析(DTA)

1)样品的制备:陈皮油为样品 a,β-环糊精为样品 B,陈皮油-β-环糊精包合物为样品 C,按包合物中的比例量称取陈皮油与 β-环糊精,两者的混合物为样品 D。

2)DTA 条件:用 α-Al_2O_3 为参比物,静态空气为气体,量程为 ±100μV,升温速率为 10℃/min,称取大致等量的样品与参比物。

2.包合物中含油量的测定

(1)精密量取陈皮油 1mL,置 250mL 圆底烧瓶中,加蒸馏水 100mL,用挥发油测定法提取陈皮油,并计量。

(2)称取相当于 1mL 陈皮油的包合物置 250mL 圆底烧瓶中,加水 100mL,按(1)法提取陈皮油并计量。

根据测定值,用公式计算包合物的含油率、利用率及收率。

薄荷油-β-环糊精包合物

【处方】

薄荷油	2mL
β-环糊精	8g
无水乙醇	10mL
蒸馏水	100mL

【制备】

1. β-环糊精饱和水溶液的制备　　称取 β-环糊精 8g,置 250mL 烧杯中,加水 100mL,加热溶解,降温至 50℃,即得,备用。

2. 薄荷油-β-环糊精包合物的制备　　称取薄荷油 2mL,缓慢滴入到 50℃的 β-环糊精饱和水溶液中,待出现浑浊逐渐有白色沉淀析出,继续搅拌 2.5h,待沉淀析出完全,抽滤至干,用无水乙醇 10mL 洗涤 3 次至表面无油渍为止,即得。

3. 将包合物置干燥器中干燥,称重,计算。

【质量检查】

1. 验证包合物形成。

2. 测定包合物的含油率、利用率及收率。

【注解】

质量检查方法。

1. 验证包合物的形成　　采用薄层色谱法(TLC)

(1)硅胶 G 板的制作　　同陈皮油-β-环糊精包合物实验。

(2)样品的制备　　取薄荷油-β-环糊精包合物 0.5g,加 95%乙醇 2mL 溶解,过滤,滤液为样品 A,薄荷油 2 滴,加无水乙醇 2mL 溶解,为样品 B。

(3)TLC 条件　　取样品 A、B 各约 10μL,点于同一硅胶 G 板上,用含 15%石油醚的乙酸乙酯为展开剂,展开前将板置于展开槽中饱和 5min。上行展开,1%香荚兰醛浓硫酸溶液为显色剂,喷雾后烘干显色。

2. 包合物中薄荷油含油量的测定　　薄荷油-β-环糊精包合物中的含油量测定同陈皮油-β-环糊精包合物中的含油量测定。根据测定值,用公式计算包合物的含油率、利用率及收率。

四、实验结果与讨论

1. 描述包合物的性状。

2. 包合物的含油率、利用率和利用率见表 9-1。

表 9-1　包合物的含油率、油的收率及包合物的收率

样　品	含油率(%)	利用率(%)	包合物的收率(%)
陈皮油包合物			
薄荷油包合物			

3. 包合物形成的验证

(1)绘制 TLC 图,叙述包合前后的特征斑点与 R_f 值的情况,说明包合物的形成。

(2)绘制 DTA 图,叙述包合前后与混合物等的峰形与峰温,说明包合物的形成。

五、思考题

1. 饱和水溶液法制备包合物的关键是什么?应如何进行控制?

2. 本实验为什么选用 β-环糊精为主分子?它有何特点?

3. 环糊精包合物的制备方法有哪些?

4.除 TLC 与 DTA(或 DSC)以外,还有哪些方法可以用于包合物形成的验证?

六、参考文献

[1]陆彬.药剂学.第 1 版,北京:中国医药科技出版社,2003:134-142.
[2]陆彬.药剂学实验.第 1 版,北京:人民卫生出版社.1994:108-110.
[3]崔福德.药剂学实验.第 1 版,北京:人民卫生出版社.2004:136-141.

（应晓英）

实验十　固体分散体的制备及验证

一、实验目的

1.掌握共沉淀法及溶剂-熔融法制备固体分散体的制备工艺。
2.熟悉固体分散体的鉴定方法。

二、实验指导

固体分散体(solid dispersion)是指药物以分子、胶态、微晶等状态均匀分散在适宜的载体材料中形成的固态分散体系。将药物制成固体分散体所采用的制剂技术称为固体分散技术。将药物制成固体分散体具有以下作用:增加难溶性药物的溶解度和溶出速率;控制药物释放;掩盖药物的不良嗅味和刺激性;使液体药物固体化等。

固体分散体所用的载体材料通常可分为水溶性、难溶性和肠溶性三大类。载体材料可单一应用,也可联合应用。水溶性载体材料有:聚乙二醇类、聚维酮类(PVP)、有机酸类、表面活性剂类、糖类与醇类;难溶性载体材料有:乙基纤维素、聚丙烯酸树脂类、脂质类;肠溶性载体材料有:纤维素类、聚丙烯酸树脂类。

固体分散体的类型按分散状态分类,有简单低共溶混合物、固体溶液、共沉淀物(也称共蒸发物)等;按释药特征分为速释型、缓控释型和肠溶型。

常用固体分散体成型技术,有研磨法、熔融法、溶剂法、溶剂-熔融法及液中溶剂扩散法等。

通过对固体分散体进行物相鉴别,可确定药物在载体中的分散状态,常用的物相鉴别方法有扫描电镜法、溶出速率测定法、红外光谱法、X 射线衍射法、热分析法、核磁共振谱法等。

三、实验内容与操作

(一)实验材料与设备

1.实验材料　卡马西平、PVP K30、PEG6000、无水乙醇。
2.设备与仪器　蒸发皿、紫外分光光度仪、玻璃板、容量瓶、溶出仪、恒温水浴等。

（二）实验部分

卡马西平固体分散体（共沉淀物）

【处方】

卡马西平	1g
PVPK30	8g

【制备】

共沉淀法。

1. 卡马西平-PVP 固体分散体的制备：称取卡马西平 1g、PVP K30 8g，置蒸发皿中，加入无水乙醇 20mL，置于 60～70℃水浴上加热溶解，搅拌下快速蒸去溶剂，取下蒸发皿，置于干燥器中干燥，粉碎，即得。

2. 卡马西平-PVP 物理混合物的制备：称取卡马西平 1g、PVP K30 8g，置蒸发皿中，研磨混匀，即得。

【操作注意】

因溶剂的蒸发速度是影响药物共沉的均匀性与药物晶析的重要因素，在共沉物的制备过程中，溶剂的蒸发要求快速进行。加快溶剂的蒸发，则药物的结晶不易析出，可获得均匀性好的共沉淀物。否则，共沉淀物均匀性差，易析出结晶，影响药物的溶出度。

【质量检查】

物相鉴别。

卡马西平固体分散体（共熔融物）

【处方】

卡马西平	1g
PEG6000	8g

【制备】

熔融法。

1. 卡马西平-PEG6000 固体分散体的制备：称取卡马西平 1g、PEG6000 8g，置蒸发皿中，加热熔融，搅拌下，立即倾入玻璃板面上（下面放冰块），使成薄片，并迅速固化，继续冷却10min。将产品置于干燥器中干燥，粉碎过筛（60 目），保存于干燥器中。

2. 卡马西平-PEG6000 物理混合物的制备：称取卡马西平 1g、PEG6000 8g，置蒸发皿中研磨混匀，即得。

【质量检查】

物相鉴别。

(三)物相鉴别方法

溶出速率的测定:

1. 样品 卡马西平粉末 50mg 两份,相当于卡马西平 50mg 的卡马西平-PVP 共沉淀物、卡马西平-PEG6000 固体分散体及各自对应的物理混合物。

2. 标准曲线的绘制 取干燥至恒重的卡马西平标准品 10mg,精密称定,置于 100mL 量瓶中,加入约 70mL 50%乙醇,加热溶解,放冷后,用 50%乙醇稀释至刻度,混匀,得到 100μg/mL 的标准品溶液。精密移取上述标准品溶液 0.2、0.5、1.0、1.5、2.0mL,分别置于 10mL 量瓶中,用 50%乙醇稀释至刻度,于 285nm 波长处测吸收度。在卡马西平的最大吸收波长 285nm 处,PVP 和 PEG6000 均无干扰。

3. 含量测定 精密称量试验样品适量(相当于卡马西平 10mg),置于 100mL 量瓶中,加入约 70mL 50%乙醇,加热溶解,放冷后,用 50%乙醇稀释至刻度,混匀。精密吸取此溶液 1.0mL,置于 10mL 量瓶中,用 50%乙醇稀释至刻度,混匀。285nm 波长处测吸收度,并将其代入标准曲线回归方程,计算卡马西平百分含量。

4. 体外溶出度的测定 量取人工胃液 900mL 置于溶出杯中,预热并保持在 37℃±0.5℃。精密称取试验样品适量(相当于卡马西平 50mg),置于溶出杯内。分别于 5、10、15、20、30、45、60min 取样,每次取 10mL(随即补加同温介质 10mL),过滤,弃去初滤液,取续滤液 5.0mL,置于 10mL 量瓶中,加 50%乙醇稀释至刻度。285nm 波长处测定吸收度,计算累积溶出百分率,并对时间作图。

四、结果与讨论

1. 记录溶出速度测定数据于表 10-1 中,绘制溶出曲线。

表 10-1 试验样品中卡马西平溶出速度测定的记录及累积溶出量(%)

样 品	取样时间(min)	稀释倍数	A 值	累积溶出量(%)
卡马西平原料	5			
	10			
	15			
	20			
	30			
	45			
	60			
卡马西平-PVPK30 共沉淀物	5			
	10			
	15			
	20			
	30			
	45			

续表

样　品	取样时间(min)	稀释倍数	A 值	累积溶出量(%)
	60			
卡马西平-PVP 物理混合物	5			
	10			
	15			
	20			
	30			
	45			
	60			
卡马西平-PEG6000 共熔融物	5			
	10			
	15			
	20			
	30			
	45			
	60			
卡马西平-PEG6000 物理混合物	5			
	10			
	15			
	20			
	30			
	45			
	60			

2. 比较不同方法制备的固体分散体与原料、物理混合物的溶出度差异。

五、思考题

1. 制备固体分散体的意义。

2. 本实验中,共沉淀物的溶出速率为什么明显高于固体分散物的溶出速率。

3. 共沉淀物提高难溶性药物溶出速度的机理、存在问题及在药剂学中的应用。

六、附　录

1. 卡马西平表观溶解度的测定　取一定量的试验样品,置于 50mL 量瓶中,加蒸馏水适量,在磁力搅拌器上搅拌 2～4h,制成饱和溶液后,滤过,精密吸取续滤液适量,置于 100mL 量瓶中,按绘制标准曲线项下操作,测定其吸收度,代入回归方程,计算每种样品的表观溶解度。

2. 溶出介质的配制　按中国药典 2010 年版二部附录人工胃液配制方法配制。

3.溶出度的测定　按中国药典 2010 年版二部附录溶出度测定方法第二法。转速 100r/min,溶出介质为人工胃液 900mL,温度 37℃±0.5℃。

七、参考文献

[1]陆彬.药剂学.第 1 版,北京:中国医药科技出版社,2003:125－134.
[2]陆彬.药剂学实验.第 1 版,北京:人民卫生出版社.1994:79－84.
[3]崔福德.药剂学实验.第 1 版,北京:人民卫生出版社.2004:133－135.

（应晓英）

实验十一　微囊的制备

一、实验目的

1.掌握单凝聚或复凝聚法制备微囊的工艺。

2.掌握光学显微镜目测法测定微囊粒径的方法。

3.熟悉利用激光粒径测定仪测定微囊粒径及其分布的方法。

二、实验指导

1.微囊概述　微囊(microcapsules)是指利用天然的或合成的高分子材料(囊材,coating material)作为囊膜壁壳(membrane wall),将固态或液态药物(囊心物)包裹而成的药库型微型胶囊,其粒径范围通常在 $1\sim250\mu m$ 之间。

药物制成微囊后具有以下特点:掩盖药物的不良气味或口味;可制备控释及缓释制剂;防止药物在胃内失活或减少对胃的刺激;提高药物(如活细胞、基因、酶等)的稳定性;使液态药物固态化便于应用与贮存;减少复方药物的配伍变化;使药物浓集于靶区,提高疗效,降低毒副作用等。

制备微囊的材料可分为三大类:

(1)天然高分子材料:如明胶、海藻酸盐、阿拉伯胶、壳聚糖、人(或牛)血清白蛋白等;

(2)半合成高分子材料:如羧甲基纤维素盐、纤维醋法酯、乙基纤维素、甲基纤维素、羟丙甲纤维素等;

(3)合成高分子材料:如聚碳酯、聚氨基酸、丙交酯-乙交酯共聚物(PLGA)、聚乳酸(PLA)、聚乳酸-聚乙二醇嵌段共聚物、ε-己内酯-丙交酯嵌段共聚物等。

微囊的制备方法可归纳为物理化学法、物理机械法和化学法三大类。根据囊心物、囊材的性质和微囊的粒径、释放和靶向要求,可选择不同的制备方法。

2.单凝聚工艺制备微囊的原理　单凝聚法是相分离法中常用的一种方法,是指在高分子囊材溶液中加入凝聚剂以降低高分子溶解度使之凝聚成囊的方法。以明胶作囊材为例,先将药物分散在囊材溶液中,加入凝聚剂(强亲水性电解质如硫酸钠水溶液,或强亲水性的非电解质如乙醇),明胶分子水合膜的水分子与凝聚剂结合,导致明胶的溶解度降低,分子间形成氢键,最后从溶液中析出而凝聚成明胶微囊。但这种凝聚是可逆的,凝聚条件一旦解除(如加水稀释),就可发生解凝聚,使凝聚囊很快消失。制备过程中可利用这种凝聚的可逆性,经过几次凝聚与解凝聚,直到凝聚囊形成满意的形状为止(可用显微镜观察)。最后可加入交联剂甲醛或戊二醛进行固化,其中甲醛与明胶发生胺醛缩合反应,戊二醛与明胶发生 Schiff 反应,使明胶分子交联形成网状结构,得到不凝结、不黏连、不可逆的球形或类球形微囊。

3.复凝聚工艺制备微囊的原理　复凝聚法是经典的微囊化方法,是指使用两种带相反电荷的高分子材料作为复合囊材,在一定条件下交联且与囊心物凝聚成囊的方法。该法操作简便,容易掌握,适合于难溶性药物的微囊化。以明胶与阿拉伯胶为例,将溶液 pH 值调至明胶的等电点以下使之带正电(明胶在 pH 4.0~4.5 时,带的正电荷最多),而此时阿拉伯胶仍带负电,明胶与阿拉伯胶在此 pH 值条件下因电荷相反而交联形成复合物(即复合囊材),溶解度降低而凝聚成囊从体系中析出,加水稀释,加甲醛交联固化,洗去甲醛,即得球形或类球形微囊。

三、实验内容与操作

(一)实验材料与设备

1.实验材料　原料药:鱼肝油、液状石蜡、吲哚美辛;

囊材:明胶、阿拉伯胶;

试剂:甲醛、Schiff 试剂、醋酸、NaOH、$Na_2SO_4 \cdot 10H_2O$。

2.设备与仪器　激光粒径测定仪、显微镜、恒温水浴、磁力搅拌器、烧杯、冰浴。

(二)实验部分

单凝聚工艺制备液状石蜡微囊

【处方】

液状石蜡	2g
明胶	2g
10%醋酸溶液	适量
60%硫酸钠溶液	适量
36%甲醛溶液	3mL
蒸馏水	适量

【制备】

1.明胶水溶液的制备　称取明胶 2g,加水 10mL,浸泡溶胀后,微热助其溶解,50℃保温,备用。

2.液状石蜡乳状液的制备　称取液状石蜡 2g 置于研钵中,加入明胶水溶液,研磨成初乳,加蒸馏水稀释至 60mL,用 10%醋酸调节 pH 至 4,备用。

3.60%硫酸钠溶液的配制　称取 $Na_2SO_4 \cdot 10H_2O$ 15g,加水 25mL,于 50℃溶解并保温,备用。

4.硫酸钠稀释液的配制 根据成囊后体系中所含的硫酸钠浓度,再增加1.5%,配成该浓度后15℃放置,备用。

5.微囊的制备 将2中的液状石蜡乳状液转移至烧杯中,于50～55℃水浴保持恒温,量取一定量的60%硫酸钠溶液,搅拌下缓慢滴入乳状液中,至显微镜观察已凝聚成囊为度,根据所用硫酸钠体积,计算出体系中硫酸钠的浓度,进而得出硫酸钠稀释液的浓度。将成囊体系3倍体积的稀释液倒入成囊体系中,使凝聚囊分散,静置使凝聚囊沉降完全,倾去上清液,用硫酸钠稀释液洗2～3次后,加入300mL硫酸钠稀释液将凝聚囊混悬,加入36%甲醛溶液,搅拌15min,加20%NaOH调节pH至8～9,继续搅拌1h,静置至微囊沉降完全,倾去上清液,抽滤,用蒸馏水洗至无甲醛味(或Schiff试剂检查洗出液至不显色为止),抽干,即得粉末状微囊。

【操作注意】

1.所用的水均为蒸馏水或去离子水,以免离子干扰凝聚。

2.液状石蜡乳状液中的明胶,既是囊材又是乳化剂,但其乳化能力不强,可以用乳匀器或组织捣碎器将液状石蜡与明胶乳化1～2min,以得到均匀乳状液。

3.60%硫酸钠溶液温度低时会析出晶体,配制后应加盖于50℃保温备用。

4.硫酸钠稀释液的浓度非常重要,在凝聚成囊后,不断搅拌下,立即计算出稀释液的浓度。若成囊已用去60%硫酸钠溶液21mL,液状石蜡乳状液体积为60mL,则凝聚体系中硫酸钠浓度为$(60\% \times 21mL)/81mL = 15.6\%$,应再增加1.5%,$(15.6 + 1.5)\% = 17.1\%$即是稀释液的浓度。浓度过高或过低时可使凝聚囊黏结成团或溶解。

5.成囊后,用稀释液反复洗涤凝聚囊的目的是洗去未凝聚的明胶,否则在交联固化时易形成胶状物。

【质量检查】

1.在光学显微镜下观察制得微囊的形状,目测粒径。

2.用激光粒径仪测定制得微囊的粒径及其分布。

复凝聚工艺制备鱼肝油(或液状石蜡)微囊

【处方】

鱼肝油(或液状石蜡)	3g
阿拉伯胶	3g
明胶	3g
36%甲醛溶液	适量
5%～10%醋酸溶液	适量
20%氢氧化钠溶液	适量
蒸馏水	适量

【制备】

1.5％明胶溶液的配制　将处方量明胶用适量水浸泡溶胀至溶解（必要时加热），加水至60mL，搅匀，50℃保温备用。

2.鱼肝油（或液状石蜡）乳状液的制备　称取处方量阿拉伯胶粉末与鱼肝油（或液状石蜡），置于研钵中，加蒸馏水6mL，立即朝同一方向研磨，至初乳形成，加蒸馏水54mL混匀，加入上述5％明胶溶液60mL，混匀，显微镜下观察乳状液的形态。

3.鱼肝油（或液状石蜡）微囊的制备　将上述乳状液置于50mL烧杯中，50℃恒温水浴，持续搅拌下滴加10％醋酸溶液至pH为4.0，于显微镜下观察成囊后，加入约30℃的水240mL，将烧杯取出，置于冰浴中继续搅拌至10℃以下，加36％甲醛溶液3mL，继续搅拌15min，用20％氢氧化钠溶液调pH至8～9，继续搅拌1h，静置至微囊沉降完全，倾去上清液，过滤，用蒸馏水洗涤至无甲醛味（或用Schiff试剂检查滤液不显色），抽干，即得。

【操作注意】

1.搅拌速率不宜太高，应尽量减少泡沫的产生，若有必要，可加入几滴戊醇或辛醇消泡；交联固化前切勿停止搅拌，以免微囊黏连成团。

2.复凝聚工艺制得的微囊不可室温或低温烘干，以免黏结成块。若想制得其他微囊剂型，可暂时混悬于蒸馏水中。

3.加30℃水的目的是稀释凝聚囊，以改善微囊形态。加入甲醛，调pH至8～9，有利于固化完全。

【质量检查】

1.在光学显微镜下观察制得微囊的形状，目测粒径。

2.用激光粒径仪测定制得微囊的粒径及其分布。

吲哚美辛微囊

【处方】

吲哚美辛	2g
明胶	2g
阿拉伯胶	2g
10％醋酸溶液	适量
25％戊二醛溶液	3mL
蒸馏水	适量

【制备】

1.明胶溶液的配制　处方量明胶用适量水浸泡溶胀至溶解（必要时加热），加水至60mL，搅匀，备用。

2.阿拉伯胶溶液的配制　于100mL烧杯中加入适量蒸馏水，将处方量阿拉伯胶粉末撒于液面，待粉末润湿下沉后，搅拌溶解，加水至60mL，搅匀，备用。

　　3.吲哚美辛微囊的制备　称取处方量的吲哚美辛置研钵中,加入(1)和(2)的混合液适量,进行加液研磨,直至在显微镜下观察无大的晶体后,加入剩余的混合液混匀,转移至烧杯,50℃水浴恒温搅拌,滴加醋酸溶液调至 pH 至 4,显微镜下观察成囊,加入约 30℃的水 240mL,将烧杯取出,置于冰浴中继续搅拌至 10℃以下,加入戊二醛继续搅拌 2h,静置至微囊沉降完全,倾去上清液,过滤,用蒸馏水洗涤至无甲醛味(或用 Schiff 试剂检查滤液不显色),抽干,即得。

【质量检查】

　　1.在光学显微镜下观察制得微囊的形状,目测粒径。

　　2.用激光粒径仪测定制得微囊的粒径及其分布。

四、实验结果与讨论

　　1.观察微囊的性状(外观、颜色、形状),并绘制光学显微镜下微囊的形态图。

　　2.记录激光粒径测定仪测定微囊粒径及其分布。

　　3.乳状液和微囊在显微镜下形态的区别。

　　4.微囊制备过程的现象与问题。

五、思考题

　　1.采用单凝聚工艺,明胶为囊材时,用体系浓度的硫酸钠溶液稀释的目的是什么?

　　2.单凝聚与复凝聚工艺制备微囊有什么异同?

　　3.使用交联剂的目的和条件是什么? 用 Schiff 试剂检查时显色的反应是什么?

　　4.药物微囊化后有什么特点? 难溶性药固态药物与液态药物在制备微囊过程有何区别?

　　5.影响微囊质量(粒径和释放)的因素有哪些?

六、参考文献

[1]崔福德.药剂学.第 5 版,北京:人民卫生出版社,2003:363－380.

[2]陆彬.药剂学.第 1 版,北京:中国医药科技出版社,2003:399－420.

[3]陆彬.药剂学实验.北京:人民卫生出版社.1994:101.105.

[4]温蓉,陆彬.微囊化吲哚美辛片剂的研制,中国医药工业杂志,1992,23(12):543.

(应晓英　高建青)

实验十二　微球的制备

一、实验目的

　　1.掌握乳化交联法和热固化法制备微球。

　　2.掌握微球的质量检测方法(性状、流动性、粒径及其分布)。

　　3.熟悉微球常用的辅料。

二、实验指导

1.微球概述　微球(microspheres)是指药物溶解和(或)分散在高分子材料基质中形成的微小球状实体,其粒径通常在 $1\sim250\mu m$ 范围内。药物制成微球后可以具有以下特点:物理栓塞性、靶向性、淋巴导向性、缓释性及提高药物稳定性等。

微球常用的载体材料,主要为高分子材料,如明胶、淀粉衍生物、白蛋白、聚酯类、纤维素衍生物等。根据载体材料的性质、微球释药性能以及临床给药途径可选择不同的微球制备方法。目前,微球常用的制备方法主要有四种:乳化-化学交联法、乳化-加热固化法、液中干燥法(乳化-溶剂蒸发法)和喷雾干燥法。

乳化-化学交联法是利用带有氨基的高分子材料易和其他化合物相应的活性基因发生反应的特点,交联制得微球。这些高分子材料包括明胶、淀粉、壳聚糖等。国内报道较多的是用本法制备的明胶微球,其成品圆整度好,粒径通常在 $1\sim100\mu m$ 之间,在水中分散性好。丙戊酸钠明胶微球的制备即用此法。

乳化-加热交联法是利用蛋白遇热变性的性质制备微球,将含药白蛋白水溶液缓慢滴入油相中乳化,再将乳浊液滴入已经预热至 $120\sim180℃$ 的油中,搅拌固化、分离、洗涤,即得微球。

微球的质量评价包括形态、粒径及其分布、载药量与包封率、药物的释放速率、有机溶剂残留量等。

三、实验内容与操作

(一)实验材料与设备

1.实验材料　原料药:酒石酸美托洛尔(也可制备空白微球);

辅料:明胶、牛血清白蛋白(BSA)、液状石蜡、脂肪酸山梨坦-80、36%甲醛、乙醚。

2.设备与仪器　激光粒径测定仪、电动搅拌器、恒温水浴、离心机、长针头注射器、光学显微镜。

(二)实验部分

酒石酸美托洛尔明胶微球(乳化-化学交联法)

【处方】

酒石酸美托洛尔	3g
明胶	1.5g
脂肪酸山梨坦-80	1mL
36%甲醛	适量
异丙醇	适量
液状石蜡	40mL
蒸馏水	适量

【制备】　乳化-化学交联法制备。

1.水相溶液的配制　称取明胶1.5g,加水适量浸泡溶胀后,加水至10mL溶解(可微热),加入处方量药物酒石酸美托洛尔,溶解,于40℃保温备用。

2.甲醛-异丙醇溶液的配制　将36%甲醛和异丙醇按3∶5(v/v)比例配制溶液40mL,备用。

3.酒石酸美托洛尔明胶微球的制备　处方量的液状石蜡置烧杯中,50℃恒温搅拌下,滴加水相溶液,加入脂肪酸山梨坦-80乳化剂,形成W/O型乳剂。冷至0℃,加入甲醛-异丙醇溶液,用20%氢氧化钠调节pH至8～9,继续搅拌3h。2600～3000r/min离心破乳,析出微球,倾去上清液,沉淀用异丙醇洗涤两次,镜检微球良好,抽滤至干,用异丙醇洗至无甲醛味(或用Schiff试剂检查不显色),抽干除净异丙醇,即得。

【操作注意】

1.在形成乳剂阶段的搅拌速率可影响微球粒径,高速搅拌下形成的粒径约10μm。

2.离心破乳的转速应为2600～3000r/min,太低不能破乳,太高时温度升高,可使微球黏连。

酒石酸美托洛尔白蛋白微球(乳化－热交联法)

【处方】

酒石酸美托洛尔	3g
牛血清白蛋白	1.5g
脂肪酸山梨坦-80	3mL
液状石蜡	100mL
乙醚	适量

【制备】

1.水相溶液的配制:取处方量牛血清白蛋白,加水配成250mg/mL,加酒石酸美托洛尔溶解,备用。

2.酒石酸美托洛尔白蛋白微球的制备:用注射器吸取水相溶液,将其插入盛有处方量的液状石蜡和脂肪酸山梨坦-80的油层面下,边推注射器边搅拌,形成W/O型乳剂(镜检)。继续搅拌下逐渐升温至120℃,加热交联固化30min。然后边搅拌边降至室温,固化微球2000r/min离心15min,倾去上清液,微球用适量乙醚洗涤,挥尽乙醚,即得。

【操作注意】

1.形成乳剂阶段不能停止搅拌。

2.用250mL特制烧杯(直径60mm,高110mm),见图12-1,杯内盛液状石蜡,烧杯中央安装有直径为

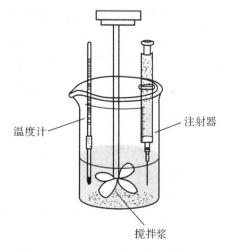

温度计　　注射器

搅拌浆

图12-1　白蛋白微球制备装置示意图

42mm 的四叶吊扇式聚四氟乙烯搅拌棒(距离烧杯底 1/3 处)的搅拌器,用注射器长针头插入液面下,温度为 40℃,搅拌速率为 380r/min。

3. 加热交联固化的温度和时间对释药的快慢有影响。

(三)微球性质的测定

1. 光学显微镜观察微球的性状　取微球少许于载玻片上,加适量水(或 0.1％聚山梨酯 80 水溶液)分散均匀,光学显微镜下观察微球的性状。

2. 激光粒径测定仪测定微球粒径及其分布　取微球适量,加适量水(或含 0.1％聚山梨酯 80 水溶液)分散均匀,加入激光粒径测定仪测定微球粒径及其分布,根据 D_{50},D_{90},D_{10},计算跨距。

$$跨距＝(D_{90} － D_{10})/D_{50} \qquad\qquad (12-1)$$

式中:D_{50},D_{90},D_{10} 分别表示粒径的累积个数占 50％,90％,10％时的粒径。

3. 测定微球的沉降体积比　取微球适量混悬于 20mL 含助悬剂 CMC-Na 1g/mL 的水中,置带塞刻度试管内,摇匀。测定微球沉降前后的高度变化,其沉降体积比 $F＝H/H_0×100％$,应不低于 90％,其中 H_0 为微球在沉降前的高度,H 为静置 3h 后测得的微球高度。

4. 测定微球的流动性测定　用休止角大小来衡量微球的流动性。用休止角测定装置,将微量漏斗固定于圆形平面皿(半径 r 约 1cm)上面,粉末状微球从漏斗中流出,直至微球堆积至从平面皿边缘溢出为止。由 $\tan\varphi＝h/r$ 计算休止角,一般 $\varphi<30°$ 表明流动性好,$\varphi>40°$ 者流动性差,其中 h 为微球所形成的圆锥的陡堆的顶点到平皿的高度。

四、实验结果与讨论

(一)实验结果

1. 描述微球的性状,分别绘制两种微球在光学显微镜下的形态。

2. 分别计算两种微球的得率。

3. 记录微球的粒径,计算其跨距。将其有关的药剂学性质填入表 12-1 中。

表 12-1　微球的有关药剂学性质

微　　球	性状	微球的粒径(μm)				休止角 $\tan\varphi＝h/r$ (度)	混悬微球高度		沉降体积比 $F(＝H/H_0)$ (％)
		<30	30～130	>130	跨距		沉降前 H_0/cm	沉降后 H/cm	
丙戊酸钠明胶微球									
丙戊酸钠白蛋白微球									
空白明胶微球									
空白白蛋白微球									

(二)讨　　论

1. 比较几种微球的粒度分布的均匀性、流动性的好坏,并说明其原因。

2.说明两种微球的制备过程中实验现象的异同。

五、思考题

1.制备明胶微球的关键是什么？说明如何控制微球不黏连与其粒径大小。

2.加热交联固化制备白蛋白微球时，如何控制影响微球粒径的主要因素。

六、参考文献

[1]崔福德.药剂学.第5版,北京:人民卫生出版社,2003:363－380.

[2]陆彬.药剂学实验.北京:人民卫生出版社 1994:105－107.

[3]陆彬,李凤前.白蛋白微球的热变性对其水溶性及酶降解性的影响.药学学报,2000,35(7):535.

[4]崔福德.药剂学实验.第1版,北京:人民卫生出版社.2004:147－153.

（应晓英　高建青）

实验十三　脂质体的制备

一、实验目的

(1)掌握注入法制备脂质体的工艺和质量检查项目。

(2)熟悉脂质体形成的原理及其作用特点。

(3)熟悉薄膜分散法制备脂质体的工艺。

二、实验指导

脂质体是一种以由磷脂为骨架膜材及附加剂组成的人工细胞膜。用于制备脂质体的磷脂有天然磷脂,如豆磷脂、卵磷脂等;合成磷脂,如二棕榈酰磷脂酰胆碱、二硬脂酰磷脂酰胆碱等。磷脂具有两条较长的疏水烃链和一个亲水基团。当较多的磷脂加至水或水性溶液中,磷脂分子定向排列,其亲水基团面向两侧的水相,疏水的烃链彼此对向缔合形成双分子层,形成椭圆形或球状结构——脂质体。由于构造的特性,可同时作为疏水性及亲水性药物的载体,疏水性药物可以嵌入脂双层中,而亲水性药物则可包覆在脂质体内的水溶液层中。常用的附加剂为胆固醇,它也是两亲物质,与磷脂混合使用,可制备稳定的脂质体,其作用是调节双分子层流动性,降低脂质体膜的通透性。其他附加剂如十八胺、磷脂酸等,具有改变脂质体表面电荷的性质作用。

脂质体按照脂双层的层数或是粒子大小可分为三类:小单室(层)脂质体(SUVs),粒径在20～50nm,凡经超声波处理的脂质体混悬液,绝大部分为小单室脂质体;多室(层)脂质体(MLVs),粒径约在 400～3500nm;大单室脂质体(LUVs),粒径约为 200～1000nm,用乙醚注入法制备的脂质体多属这一类。

脂质体制备方法有薄膜分散法、注入法、反相蒸发法、冷冻干燥法和熔融法。

薄膜分散法:将脂质以有机溶剂如氯仿、甲醇及乙醇等溶解,均匀混合后,利用旋转真空干燥机使圆底瓶内的溶剂挥发之后,即可在瓶壁上形成均匀的脂质膜,在临界温度以上的温度条件下,将欲包覆物质的水溶液和脂质膜混合,用手左右摇动,将瓶壁上的脂质膜振下来,脂质在水溶液中即会自动形成 MLVs。注入法:注入法有乙醚注入法和乙醇注入法等,它是将磷脂等膜材料溶于乙醚或乙醇中,在搅拌下慢慢滴于 55～65℃ 水性介质中,蒸去乙醇,继续搅拌 1～2h,即可形成脂质体。反相蒸发法:以有机溶剂溶解高浓度的脂质,快速混入对于脂质量而言体积极少的药物水溶液中,将两者混合均匀后再以旋转真空干燥机使有机溶剂挥发,形成包封率较高的脂质体。冷冻干燥法:冷冻干燥法适用于水中不稳定药物脂质体的制备。熔融法制备的脂质体为多相脂质体,其性质稳定,可加热灭菌。本实验采用的乙醚注入法是将磷脂、胆固醇和脂溶性药物及抗氧剂等溶于适量的乙醚中,在搅拌下慢慢滴入 50～65℃ 水性溶液中,蒸去乙醚,即可形成脂质体。

评价脂质体质量的指标有粒径、粒径分布、电位、包封率、释放度和稳定性等。其中脂质体的包封率是衡量脂质体内在质量的一个重要指标。

$$包封率\% = \frac{C_总 - C_{游离}}{C_总} \times 100\%$$

式中:$C_总$——脂质体混悬液中总的药物浓度

　　　$C_{游离}$——未包入脂质体中的药物浓度

影响脂质体包封率的因素有多种,如磷脂质的种类,组成比例,制备方法及介质的离子强度等。

常见的包封率的测定方法有凝胶过滤法,常用凝胶为 Sephadex G50 或 G100,其他测定方法还有超速离心法、透析法、超滤膜过滤法等,根据条件加以选择。

超速离心法:利用游离药物与脂质体密度不同,在离心力的作用下达到分离的效果。为了完全去除游离药物,此法通常需要进行重复悬浮和多次离心,并且由于超速离心过程中吸附于脂质体表面的药物随脂质体沉淀下来,因此该法测得的包封率为脂质体内部和吸附在脂质体表面的药物所占总药物量的百分率。

超滤法:以压力为推动力,利用超滤膜不同孔径对液体进行分离的物理筛分过程。此分离在常温中进行,适合于一些热敏物质的分离,且分离过程中无相变化,设备简单,操作易行,因此该法是包封率测定的常用方法。

透析法:利用脂质体和药物分子大小不同,通过半透膜材料的膜孔截留作用将游离药物与脂质体进行分离的方法。常用的半透膜材料有羊皮纸、动物皮肤和火棉胶等。一般把脂质体放在半透膜内,膜外放纯溶剂,由于浓度差作用,膜内的游离药物不断向膜外渗透,经常更换膜外的溶剂,使游离药物被完全分离出来。此法操作简单,所用仪器方便,但不适合大分子化合物的操作,且所需时间较长,一般需 10～24h 以上。

葡聚糖凝胶柱色谱法:利用葡聚糖凝胶柱对柔性纳米脂质体与游离药物的作用强度不同,使其被洗脱的能力不同从而达到分离。当葡聚糖对药物的吸附作用大于脂质体对药物的吸附作用时,吸附在脂质体表面的药物就会被葡聚糖解吸附下来。故此法测定的包封率为脂质体内部的药物所占总药物量的百分率。

三、实验内容与操作

（一）实验材料与设备

1.实验材料 豆磷脂、胆固醇、氯化钠、乙醚、无水乙醇、磷酸氢二钠、磷酸二氢钠、碳酸氢钠、葡聚糖凝胶 G-50、吲哚美辛、5-氟尿嘧啶、氯仿、甲醇。

2.设备与仪器 旋转蒸发仪、烧瓶、恒温水浴锅、磁力搅拌器、吸耳球、光学显微镜、玻璃棉、5mL 注射器筒、0.2μm 和 0.8μm 微孔滤膜、紫外分光光度仪、容量瓶、粒径测定仪等。

（二）实验部分

用乙醚注入法制备空白脂质体

【处方】

豆磷脂	2g
胆固醇	0.5g
生理盐水	加至 50mL

【制法】

1.生理盐水的配制 称取 NaCl 0.9g,加蒸馏水适量使成 100mL。

2.磷脂、胆固醇乙醚溶液的配制 取处方量的豆磷脂、胆固醇溶于 15～20mL 乙醚中。

3.脂质体的制备 取生理盐水约 30mL 于 50mL 烧杯中,置磁力搅拌器上,加热至 50～60℃。取处方量溶解了磷脂、胆固醇的乙醚溶液,将此溶液慢慢注入生理盐水中(滴加时间约 30min)后继续搅拌 10min,使乙醚完全蒸发除去,再继续搅拌 2h,加生理盐水至 50mL,取下镜检,即得。

【脂质体检查与评定】

1.脂质体形态 光学显微镜下观察脂质体形态。

2.异物 在光镜下观察是否存在有色斑块、棒状结晶等。

3.粒径测定 用粒径仪测定所得制剂的粒径,随后将所得脂质体溶液通过 0.8μm 的微孔滤膜两遍,再于油镜下观察脂质体的形态,画出所见脂质体结构,记录最多和最大的脂质体的粒径。

【操作要点】

1.磷脂和胆固醇完全溶解在乙醚溶液中。

2.乙醚的注入,可用 1mL 的注射器或细滴管伸至生理盐水液面以下,每注入一滴,须使产生的泡沫消失后再加第二滴。

3.如果室温较低,可用吸耳球轻吹乙醚液面,加速乙醚的挥发,实验过程中禁止用火。

4.整个实验过程中,温度可控制在 50～60℃,操作中始终保持搅拌,因脂质体形成有个过程,温度、滴加速度和搅拌时间对脂质体的形成均有影响。

用薄膜分散法制备吲哚美辛柔性脂质体

【处方】

卵磷脂	2g
胆固醇	0.5g
吲哚美辛	100mg
氯仿	25mL
甲醇	25mL
过氧胆酸钠	100mg

【制法】

称取处方量卵磷脂、胆固醇、吲哚美辛于 150mL 茄形瓶中,然后加入氯仿与甲醇 1∶1 的复合溶剂使其溶解并定溶至 10mL,水浴 37℃,减压(水泵)蒸发 1h,在瓶内壁形成一层脂质薄膜,注入氮气。然后加入 10mL 含有定量胆酸钠的水和介质溶液,将此混合液再在旋转蒸发仪上旋转 1h 去除有机溶剂,形成吲哚美辛纳米柔性脂质体混悬液,然后注入氮气。最后将此脂质体混悬液置于冰水浴中探针式间断超声 3min 或采用高压均质机于 100MPa 条件下匀化 5次,用 0.22μm 滤头过滤后得乳白色透明液,密封置 4℃冰箱保存。

【质量检查】

1.形态观察　将适量吲哚美辛脂质体稀释 30 倍,取 5μL 液体滴于云母基片表面,使其自然扩散,于空气中自然晾干。原子力显微镜观察其形态,对吲哚美辛脂质体平面结构和立体结构进行分析。

2.粒径测定　取 1mL 吲哚美辛脂质体以双蒸水稀释 3 倍,在激光粒度分析仪下测粒径大小。

3.包封率测定　取上述制得的吲哚美辛柔性脂质体 1.5mL 于离心管中,对未包裹的游离吲哚美辛采用超速离心法(在 4℃,18000r/min 条件下离心 5h)与脂质体分离,取上清液 1mL,用 PBS 稀释至 10mL,测定药物浓度(F)。另取吲哚美辛脂质体溶液 1.5mL,加无水乙醇稀释至 10mL,充分摇匀使其溶解,混悬液变澄清后即可破坏脂质体,测总药浓度(T),则包封率 E($\%$)$=(T-F)/T\times100\%$。

用逆向蒸发法制备 5-氟尿嘧啶脂质体

【处方】

蛋黄卵磷脂	80mg
胆固醇	20mg
5-氟尿嘧啶	10mg

三氯甲烷	30mL
磷酸盐缓冲液(PBS)	10mL

【制法】

精密称取处方量的蛋黄卵磷脂、胆固醇,溶于三氯甲烷 20mL 中,置于 200mL 茄形瓶中。将 10mg 5-氟尿嘧啶溶于 10mL PBS 中,逐滴滴入茄形瓶,水浴超声,直至形成稳定的 W/O 型乳状液。于旋转蒸发仪上减压除去有机溶剂,在瓶壁上形成凝胶,继续旋转蒸发,直至凝胶脱落,得到均匀的脂质体混悬液,调整体积,即得。

【质量检查】

1. 粒径测定　取 1mL 吲哚美辛脂质体以双蒸水稀释 3 倍,在激光粒度分析仪下测粒径大小。

2. 包封率的测定　脂质体与游离药物的分离:采用葡聚糖凝胶色谱法。精密移取 0.5mL 5-氟尿嘧啶脂质体通过 SephadexG-50 葡聚糖凝胶柱分离游离药物与脂质体,使用磷酸缓冲液洗脱,脂质体与游离药得到完全分离。取过柱前脂质体样品 1mL 和过柱后的脂质体样品,加到离心管中,用乙醇稀释 10 倍,16000r/min,离心 3min,移取上清液适量,用紫外分光光度计在 320nm 处测得吸光度 A,代入标准曲线,经计算得到上清液中的药物量 W。根据包封率= $W_包/W_总×100\%$,得到包封率。

葡聚糖凝胶柱为 SePhedexG-50,径高比 1.5∶20,洗脱液是磷酸盐缓冲液,流速是 1min/mL,层析温度为室温。

葡聚糖凝胶柱的使用方法:

(1)实验凝胶的制备:商品凝胶是干燥的颗粒,使用时需经溶胀处理,称取 4g 葡聚糖凝胶 G-50,加 50mL 蒸馏水,搅拌均匀,在室温溶胀 6h,或沸水浴溶胀 2h。再用倾泻法除去凝胶上层水及细小颗粒,用蒸馏水反复洗涤几次,再以缓冲溶液(pH7.0 的 Tris-醋酸溶液)洗涤 2～3 次,使 pH 和离子强度达到平衡,最后抽去溶液及凝胶颗粒内部气泡,凝胶可保存在缓冲液内。

(2)装柱:将层析柱洗净,垂直固定在铁支架上,选择有薄膜的一端作为层析柱下口,将下口接上乳胶管并用螺旋夹夹紧。层析柱中加入洗脱液,打开下口螺旋夹,让溶液流出,排除残留气泡,最后保留约 2 厘米高度的洗脱液,拧紧螺旋夹。将凝胶轻轻搅动均匀,用玻璃棒沿层析柱内壁缓缓注入柱中,待凝胶沉积到柱床下已超过 1cm 时,打开下口螺旋夹,继续装柱至柱床高度达到 8cm,关闭出口。装柱过程中严禁产生气泡,尽可能一次装完,避免出现分层。再用洗脱液平衡 1 至 2 个柱床体积,凝胶面上始终保持有一定的洗脱液。平衡后,拧紧下端螺旋夹。

(3)加样品:打开螺旋夹使柱面上的洗脱液流出,直至床面与液面刚好平齐为止,关闭下端出口。取脂质体 1mL,小心地加于凝胶表面上,切勿搅动层析柱床表面。打开下端出口,使样品溶液进入凝胶内,并开始收集流出液。当样品溶液恰好流至与凝胶表面平齐时,关闭下端出口。用少量洗脱液清洗层析柱加样区,共洗涤三次,每次清洗液应完全进入凝胶柱内后,再进行下一次洗涤。最后在凝胶表面上加入洗脱液,保持高度为 3～4cm。

(4)洗脱与收集:连接好凝胶柱层析系统,调节洗脱液流速为每分钟 1mL,进行洗脱。仔细观察样品在层析柱内的分离现象,收集洗脱液,每收集 3mL 即换一支收集管(试管预先编号），收集约 20 管左右，样品即可完全被洗脱下来。

（5）凝胶回收处理方法：将样品完全洗脱下来后，继续用三倍柱床体积的洗脱液冲洗凝胶后，将柱下口放在小烧杯中，慢慢打开，再将上口慢慢松开，使凝胶全部回收至小烧杯中，备用。

四、实验结果与讨论

绘制脂质体的形态图，说明脂质体的性状与乳滴有何不同。测定脂质体粒径。

五、思考题

1. 注入法制备脂质体成败的关键是什么？
2. 脂质体的质量检查中，除本实验的检查项目外，还包括哪些？
3. 影响脂质体形成的因素有哪些？
4. 制备脂质体时加入胆固醇的目的是什么？

六、参考文献

[1]崔福德.药剂学.第七版,北京:人民卫生出版社,2011.
[2]邓杰英.脂质体技术.北京:人民卫生出版社,2007.

（韩　旻）

实验十四　缓释制剂的制备及其释放度测定

一、实验目的

1. 了解缓释胶囊的基本原理与设计方法。
2. 掌握缓释胶囊的制备工艺及其质量评定。
3. 掌握口服缓释制剂释放度测定的方法。

二、实验指导

缓释制剂系指口服药物在规定溶剂（水、酸性介质、缓冲液等）中，按要求缓慢地非恒速释放，且每日用药次数与相应普通制剂比较至少减少一次或用药的间隔时间有所延长的制剂。口服缓释制剂在人体胃肠道的转运时间一般可维持 8～12h，根据药物用量及药物的吸收代谢性质，其作用可达 12～24h，患者一天口服 1～2 次。缓释制剂按剂型分主要有片剂、颗粒剂、小丸剂、混悬剂、胶囊剂、膜剂、栓剂、植入剂等。

骨架片是药物和一种或多种骨架材料以及其他辅料，通过制片工艺而制备的片状固体制剂。使用不同的骨架材料或采用不同的工艺制成的骨架片，可以延长药物作用时间、减少服药次数、降低药物刺激性或副作用。骨架可呈多孔型或无孔型。多孔型骨架片中药物通过微孔道扩散而释放，服从 Higuchi 方程，个别也可达零级释放；影响释放的主要因素是药物的溶解度、骨架孔隙率、孔径以及孔的曲率，一般适于水溶性药物。无孔型骨架片的释药是外层表面的磨蚀－分散－溶出过程,扩散不是释药的主要途径,这类制剂可通过改变骨架材料用量或采用多种混合骨架材料等来调节释药速率;其释药过程服从一级或近一级动力学过程,少数可调节至零级过程。

　　释放度系指口服药物从缓释制剂、控释制剂或肠溶制剂在规定溶剂中释放的速度和程度,检查释放度的制剂不再进行溶出度或崩解时限的检查。释放度的测定方法,照溶出度测定法进行,释放介质为人工胃液和人工肠液,有时也可用水或其他介质。释放度检查是缓释制剂的重要质量指标。与溶出度测定方法相同。不同点在于溶出度一般采用一个时间点取样,释放度则要求采用三个以上时间点取样。缓释制剂从释药曲线图中至少选出 3 个取样时间点,第一点为开始 0.5～2h 的取样时间点,用于考察药物是否有突释;第二点为中间的取样时间点,用于确定释药特性,最后的取样时间点,用于考察释药是否基本完全。此 3 点可用于表征体外药物释放度。缓释制剂、控释制剂,除以上 3 点外,还应增加 2 个取样时间点。此 5 点可用于表征体外控释制剂药物释放度。

　　一般口服制剂由于其崩解或溶出迅速,吸收很快,常须一日数次给药,造成血药浓度的"峰谷"现象。在"峰"浓度可能产生毒副作用,而在"谷"浓度时,又可能在有效治疗浓度以下,以致不能呈现疗效。茶碱在临床上主要用作平喘药,因其治疗血药浓度范围窄($10～20\mu g/mL$),故希望制成缓释制剂以减小血药浓度的波动,避免毒性作用,并减少服药次数。本实验制备茶碱的缓释胶囊。

三、实验内容与操作

(一) 茶碱胶囊的制备

普通胶囊处方

茶碱	5g
微晶纤维素	1.5g
70%乙醇	q. s.
硬脂酸镁	0.07g

缓释胶囊

茶碱	5g
羟丙甲基纤维素	1.5g
乙基纤维素	0.5g
70%乙醇	q. s.
硬脂酸镁	0.07g

【制法】

取茶碱过80目筛,加入 MCC 或 HPMC 混匀。再加70％乙醇适量制成软材,16目筛制湿粒,于60℃干燥,16目筛整粒,加硬脂酸镁混匀。灌装胶囊壳。

(二)释放度试验

1.标准曲线的制备　精密称定茶碱约20mg,置100mL量瓶中,加0.1mol/L盐酸溶液溶解、定容。精密吸取此液10mL,置50mL量瓶中,加0.1mol/L盐酸溶液定容。然后将此溶液以上述酸液稀释,制成0.8、2、4、8、12、16μg/mL的溶液。按照分光光度法,在270nm处测定吸光度。对溶液浓度和吸光度进行回归分析得标准曲线回归方程。

2.释放度试验　取制得的胶囊2个,置转篮中,按照中国药典2005版二部附录的方法,采用下列条件进行释放度试验。

释放介质:0.1mol/L盐酸溶液900mL;

温度:37±0.5℃;

转篮速度:100r/min;

取样时间:10、20、30、45、60min(普通胶囊);1、2、3、4、5h(缓释胶囊)。

取样及分析方法:每次取样5mL,同时补加同体积释放介质。样品液用0.8μm微孔滤膜过滤,取滤液1mL,置10mL量瓶中,用0.1mol/L盐酸溶液定容。按照分光光度法于270nm波长处测定吸光度。

(三)茶碱缓释片(乙基纤维素水分散体包衣)

茶碱片芯

【处方】

茶碱	5g
微晶纤维素	1.5g
70％乙醇	q. s.
硬脂酸镁	0.07g

【制法】

取茶碱过80目筛,加入 MCC 混匀。再加适量黏合剂(1％HPMC 水溶液)制成软材,16目筛制湿粒,于60℃干燥,16目筛整粒,加硬脂酸镁混匀,压片。

茶碱片剂包衣

采用苏丽丝 E-7-19040 进行缓释包衣:

【处方】

苏丽丝	100mL
水	100mL

称取处方量苏丽丝用纯化水稀释,搅拌均匀。

【制法】

取物料置于包衣机内进行包衣,物料温度为 40℃左右,调节喷枪位置和角度、雾化压力、包衣温度和包衣液流速等参数使能持续喷液包衣,控制包衣增重为片芯的 5%。

(四)茶碱缓释片(聚丙烯酸树脂缓释包衣)

茶碱片芯

【处方】

茶 碱	5g
微晶纤维素	1.5g
70%乙醇	q. s.
硬脂酸镁	0.07g

【制法】

取茶碱过 80 目筛,加入 MCC 混匀。再加适量黏合剂(1% HPMC 水溶液)制成软材,16 目筛制湿粒,于 60℃干燥,16 目筛整粒,加硬脂酸镁混匀,压片。

茶碱片剂包衣

采用聚丙烯酸树脂 NE30D 水分散体进行缓释包衣:

【处方】

尤特奇 NE30D	30g
滑石粉	9g
水	33g

将滑石粉加入水中,用高速分散机均质,将此混悬液倒入 NE30D,搅拌混合均匀,经 40 目筛过滤。在包衣过程中,持续搅拌。

【制法】

取物料置于包衣机内进行包衣,物料温度为 30℃左右,调节喷枪位置和角度、雾化压力、包衣温度(25~30℃)和包衣液流速等参数使能持续喷液包衣,控制包衣增重为片芯的 10%。

四、结果与讨论

1.根据标准曲线计算各取样时间药物的累积释放量,除以制剂中药物含量(可由胶囊内容物重量及药物在处方中的百分数来确定),即得各取样时间药物得累积释放百分率。以累积释放百分率对时间作图,得释放曲线。

2.比较茶碱普通胶囊和缓释胶囊的释放曲线,并作出评价。

五、思考题

1.口服缓释制剂主要有哪些类型?

2.设计口服缓释制剂一般需要考虑哪些问题?

3.缓控释制剂释放度标准为何需 3 个控制点?

4.缓释制剂进行体外释放度检查有何意义?

六、参考文献

[1]崔福德.药剂学.第七版,北京:人民卫生出版社,2011.

[2]梁秉文,黄胜炎,叶祖光.新型药物制剂处方与工艺.北京:化学工业出版社,2008.

（韩　旲）

实验十五　　经皮渗透试验

一、实验目的

1.掌握药物经皮渗透体外实验的方法。

2.熟悉药物经皮渗透实验中数据的处理方法。

3.了解经皮渗透实验中所用皮肤的处理方法。

二、实验指导

体外经皮渗透试验是以离体的皮肤或皮肤替代品为试验对象,采用模拟在体给药的装置(扩散池),研究药物经皮渗透行为的试验。体外经皮渗透试验是经皮给药系统开发必不可少的研究手段,它可以预测药物的经皮渗透速率,研究透皮吸收促进剂、处方组成等因素对药物透皮速率的影响,指导经皮给药系统的优化。

药物溶液的经皮渗透速率的测定一般采用水平式扩散池(图 15-1)进行,而制剂的经皮渗透性能的测定和评价一般采用立式扩散池(改进的 Franz 扩散池)(图 15-2)进行。在实验时,皮肤(或皮肤替代品)固定在给药室与接收室之间,角质层面向给药室。乳膏、凝胶等经皮给药系统可加入给药室中,并使之与皮肤表面充分接触。贴剂则可直接黏贴于皮肤表面。在接收室中加入具有接受药物能力的接收液。接收液通常是生理盐水或等渗的缓冲液。为了增加难溶性药物的溶解度,可以在接收液中加入适量的十二烷基硫酸钠、PEG400、环糊精等物质增加溶解度。若透皮试验时间较长，可在接收液中加入少量的叠氮钠或抗生素抑制细菌滋生。于给定的时间间隔测定接收室内的药物浓度，计算药物的透过量，分析药物经皮渗透的动力学。

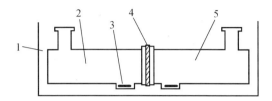

图 15-1　经皮渗透实验的水平扩散池

1.水浴；2.给药室；3.搅拌子；4.皮肤膜；5.接收室

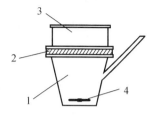

图 15-2　经皮渗透实验的立式扩散池

1.接收室；2.皮肤膜；3.给药室；4.搅拌子

皮肤由角质层、表皮、真皮、皮下组织等组成。此外，还有毛囊、皮脂腺、汗腺等皮肤附属器。由于皮肤附属器占皮肤表面积的比例小于 1%，在大多数情况下不是药物的主要透皮途径。通常，药物给药于皮肤后，药物首先从给药系统中释放出来，透过角质层和表皮进入真皮层，经由真皮层内的毛细血管进入体循环。由于真皮层内毛细血管丰富，药物能被迅速地吸收进入体循环，在皮肤内表面药物的浓度很低。在体外经皮渗透试验时，接受介质中的药物必须符合漏槽条件，即接受室内的药物浓度远远小于给药室中的药物浓度，且接受室内的药物浓度远远小于药物在接受液中的饱和浓度。

药物透过皮肤的过程可以看成是简单扩散的过程。为了使问题简化，可以将皮肤看成简单的膜，药物透过皮肤的量与时间的关系可以用式(15-1)表示。

$$M = \frac{ADC'_0}{h}\left(t - \frac{h^2}{6D}\right) \tag{15-1}$$

式中：M 是药物透过皮肤的累积量，A 是有效的透皮面积，D 是药物在皮肤内的扩散系数，C'_0 是皮肤最外层的药物的浓度，t 是时间，h 是皮肤的厚度。

在药物的经皮渗透达到稳态之后，透皮曲线的直线部分的斜率为药物的稳态经皮渗透速率 J_s。可用式(15-2)表示。

$$J_s = \frac{\mathrm{d}M}{\mathrm{d}t} = \frac{ADC'_0}{h} \tag{15-2}$$

经皮给药后到达稳态给药速率的时间称为滞留时间(T_{lag})，简称时滞，可用曲线的直线部分延伸与时间轴相交的截距表示，如(15-3)所示。

$$T_{\mathrm{lag}} = \frac{h^2}{6D} \tag{15-3}$$

因为 C'_0 是皮肤最外层的药物浓度，不可能测得。但是 C'_0 与给药室中药物的浓度 C_0 有以下关系

$$C'_0 = C_0 K \tag{15-4}$$

而 C_0 是已知的，故

$$J_s = \frac{DC_0 K}{h} \tag{15-5}$$

由于 D、K、h 为常数，故令 $\frac{DK}{h} = P$，P 即为渗透系数，可以由下式计算

$$P = \frac{J_s}{C_0} \tag{15-6}$$

渗透系数 P 是药物的特征性参数,渗透系数大的药物透皮速率较快。

经皮渗透试验所采用的皮肤最好是人的皮肤。但是人皮肤资源少,较难获得。常用的动物皮肤有乳猪、大鼠、裸鼠、豚鼠等。人和动物的皮肤在结构、角质层厚度、理化性质和药物渗透性能方面具有较大的差异。因根据实验的需要选择合适的皮肤,将动物试验的数据应用于人体时也需充分考虑两者的差异。

三、实验内容与操作

(一)实验材料与设备

1.实验材料　蜂蜡、植物油、硬脂醇、白凡士林、液状石蜡、月桂醇硫酸钠、尼泊金乙酯、甘油单硬脂酸甘油酯、石蜡、硬脂酸、双硬脂酸铝、氢氧化钙、甲基纤维素、甘油、苯甲酸钠、羧甲基纤维素钠、水杨酸、生理盐水、硫酸铁铵。

2.设备与仪器　蒸发皿、研钵、水浴器、恒温磁力搅拌器、水平扩散池、直立式扩散池、容量瓶、移液管、试管、剪刀、电动剃毛刀、镊子、手术刀片、可见-紫外分光光度计等。

(二)实验部分

1.水杨酸和水杨酸钠的经皮渗透性能测定

(1)皮肤的处理:取体重为(200±20)g 的雄性大鼠,断颈处死后立即用剪刀剪去腹部皮肤上的毛,剥离皮肤,去除皮下组织后用生理盐水冲洗干净,置于生理盐水中浸泡约 30min,取出,用滤纸吸干,备用。

若不立即使用,皮肤可于−80℃冰箱冷冻保存。但需注意,用于保存的皮肤除去皮下组织后直接冷冻保存,不能接触水。因为干燥皮肤的角质层中含水量很少,冷冻不影响其结构。但水化后的皮肤角质层中含水量较多,冷冻时易产生冰晶,破坏皮肤的结构。

(2)水杨酸浓度测定方法

A 硫酸铁铵显色剂配制:称取 8g 硫酸铁铵溶于 100mL 蒸馏水中,取 2mL 加 1mol/L HCl 1mL,加蒸馏水至 100mL 即得(本品需新鲜配制)。

B 标准曲线绘制:精密称取水杨酸 10mg,置于 100mL 的容量瓶中,加入约 80mL 蒸馏水使溶解,用蒸馏水至刻度配制成 100μg/mL 的贮备液,取上述适量并稀释成浓度为 10、20、40、50、80μg/mL 的标准溶液。分别精密量取 6 种不同浓度的标准溶液 5mL,加硫酸铁铵显色剂 1mL,以蒸馏水 5mL 加硫酸铁铵显色剂 1mL 为空白,于 530nm 的波长处测定吸收度,将吸收度对水杨酸浓度回归得标准曲线方程。

C 水杨酸溶解度的测定:取过滤后的水杨酸溶液,适当稀释,取稀释液 5mL 加硫酸铁铵显色剂 1mL,于 530nm 的波长处测定吸收度,用标准曲线计算水杨酸浓度。

(3)水杨酸和水杨酸钠溶液的制备

水杨酸饱和溶液的制备:取 100mL 的锥形瓶,放置在 32℃恒温水浴中,加入 1g 研细的水杨酸与 100mL 煮沸放冷至室温的蒸馏水,用磁力搅拌器不断搅拌,分别于 0.5、1.0、1.5、2.0、2.5、3h 取样,过滤,弃去初滤液,取续滤液测定水杨酸浓度。如最后二次测得的浓度相同,即可计算该室温条件下水杨酸的溶解度;反之,还需继续搅拌,直至溶液浓度不再增大为止。

水杨酸钠溶液的制备:配制与水杨酸同浓度的水杨酸钠水溶液。

水杨酸30%乙醇溶液的制备:配置与水杨酸同浓度的水杨酸30%乙醇溶液。

(4)经皮渗透实验:将处理好的大鼠皮肤置于水平扩散池的两个半池之间,用夹子固定好。角质层面向供应室,真皮层面向接受室。接受室内加入生理盐水4mL,供应室内加入各药物溶液4mL,并分别在两个半池中加入小搅拌子。夹层通32℃的水,在持续搅拌下在0.5、1.0、2.0、3.0、4.0、5.0、6.0h于接受池中取样3mL,并立即加入等量新的生理盐水。取出接受液用0.45μm微孔滤膜过滤,弃去初滤液,用于测定水杨酸浓度。

(5)累积透过量的计算:

$$M = C_i \cdot V + \sum_1^{i-1} C_{i-1} \cdot V_{i-1} \tag{15-7}$$

式中:M为累积透过量,C_i为第i次取样的药物浓度,V为接受室的体积,V_{i-1}是第$i-1$次取样的取样体积。

【操作注意】

1. 处死动物后,立即去毛和剥离皮肤,剥皮下组织时应注意不要剪破皮肤。

2. 操作注意:水杨酸在水中不易溶解(特别是在室温较低的情况下),可以通过超声分散或略微加热等手段加快其溶解的速度。药物完全溶解后,冷却至室温,再定容。

3. 每次抽取接受介质后立即加入新的接受介质,并排尽与皮肤接触界面的气泡。

4. 以水杨酸在30%乙醇中的饱和溶液作为样品室的药物溶液,能在4h的实验时间内得到较好的渗透曲线。如用水杨酸饱和水溶液,其渗透速度小,要得到理想的渗透曲线需延长取样的时间间隔和实验持续时间,如每隔1h取样,持续6h以上。

5. 测定接受介质中水杨酸浓度时,如溶液混浊需过滤。

2. 不同基质水杨酸软膏剂的经皮渗透性的比较

5%水杨酸软膏的制备

【处方】

水杨酸	0.5g
基质	9.5g
	10g

【制备】

1. 水杨酸粉碎,过100目筛,备用。

2. 水杨酸凡士林软膏剂的制备:称取凡士林9.5g于蒸发皿中,置水浴上加热熔化,搅拌下加入水杨酸粉末0.5g,搅匀,冷却凝固,即得。

3. 水杨酸O/W乳剂型软膏的制备:称取水杨酸粉末0.5g置于研钵中,分次加入O/W型乳剂基质9.5g,研匀,即得。

4. 水杨酸W/O乳剂型软膏的制备:称取水杨酸粉末0.5g置于研钵中,分次加入W/O型乳剂基质 9.5g,研匀,即得。

5.水杨酸水溶性软膏剂的制备:称取水杨酸粉末 0.5g 置于研钵中,分次加入水溶性基质 9.5g,研匀,即得(注:水杨酸与卡波沫凝胶有配伍禁忌)。

经皮渗透速率的测定:将处理好的大鼠皮肤置于立式扩散池的两个半池之间,用夹子固定好。角质层向上面向给药池,真皮向下面向接受池。接受池中加入一定体积的生理盐水,使得取样支管的液面高出皮肤,并仔细排净接受池中的气泡。给药池加入水杨酸软膏 2g,在接受池中加入小搅拌子。夹层通 37℃ 的水,在持续搅拌下,于 0.5、1.0、1.5、2.0、3.0、4.0、5.0、6.0h 于接受池中取样,取出全部的接收液,并立即加入等量新的生理盐水。取出接受液用微孔滤膜过滤,弃去初滤液,用于测定水杨酸浓度。测定方法同上。

四、实验结果与讨论

1.经皮渗透曲线的绘制　以单位面积累积渗透量为纵坐标,时间为横坐标,绘制水杨酸经皮曲线。曲线尾部的直线部分外推与横坐标相交,求得时滞。

2.渗透速率与渗透系数的计算　将渗透曲线末端直线部分的 M−t 数据进行线性回归,求得直线斜率即为渗透速率 $J[\mu g/(cm^2 \cdot h)]$。将渗透速率除以给药池的药物浓度得渗透系数 $P(cm/h)$。

3.讨论水杨酸饱和水溶液和同浓度 30% 乙醇溶液、水杨酸钠水溶液的渗透系数的差异。

4.计算水杨酸软膏经皮渗透的速度,比较不同基质对水杨酸渗透速度的影响。

五、思考题

1.药物经皮吸收制剂的特点是什么?

2.体外测定药物经皮吸收速度的意义是什么?

3.影响药物经皮渗透速度和渗透系数的因素有哪些?

4.不同的动物皮肤为渗透屏障膜,实验中测定到的药物的渗透速度不同,如何理解和看待这些差异?

六、参考文献

[1]郑俊民.经皮给药新剂型.北京:人民卫生出版社,1997.

[2]崔福德.药剂学,第 5 版,北京:人民卫生出版社,2003.

[3]陆彬.药剂学实验.北京:人民卫生出版社,1994.

（应晓英　高建青）

第四章　中试实验

普通药剂学实验以及药物制剂开发的处方、工艺筛选一般均为小量制备,以手工、非连续制备为主,与工业化生产存在较大的差别,小试条件下得到的处方和工艺常常无法直接借用到产品的生产中。产品中试是药物制剂产品放大生产中的一个重要环节,通过中试能够顺利地实现新产品、新工艺的产业化,新药从实验室试制到大规模生产同样也离不开中试规模的生产验证,根据《药品注册管理办法》的要求,新药的注册报批需要提供多批次在 GMP 中试条件下的样品。

实验十六　片剂的中试

一、实验目的

1. 掌握片剂生产的工艺过程及生产中的控制点。
2. 掌握片剂生产的各种制造工艺及其使用范围。
3. 熟悉片剂中试相关设备。

二、实验指导

片剂(tablets)是指药物与辅料均匀混合后压制而成的片状制剂,其外观有圆形的,也有异形的(如椭圆形、三角形、棱形等)。它是现代药物制剂中应用最为广泛的剂型之一。

压片过程的三大要素是流动性、压缩成形性和润滑性。①流动性好:使流动、充填等粉体操作顺利进行,可减小片重差异;②压缩成形性好:不出现裂片、松片等不良现象;③润滑性好:片剂不黏冲,可得到完整、光洁的片剂。片剂的处方筛选和制备工艺的选择首先考虑能否压出片。片剂的制备方法按制备工艺分类为两大类或四小类:

$$
制粒压片法
\begin{cases}
湿法制粒压片法 \\
干法制粒压片法
\end{cases}
$$

$$
直接压片法
\begin{cases}
直接粉末(结晶)压片法 \\
半干式颗粒(空白颗粒)压片法
\end{cases}
$$

片剂的生产一般在 300000 级的洁净区内进行,室内温度控制在 24～26℃,相对湿度 50％～55％。

泡腾片(effervescent tablets):含有泡腾崩解剂的片剂。泡腾崩解剂(effervescent disinte-grants)是专用于泡腾片的特殊崩解剂,最常用的是由碳酸氢钠与枸橼酸组成的混合物。遇水时产生二氧化碳气体,使片剂在几分钟之内迅速崩解。含有这种崩解剂的片剂,应妥善包装,避免受潮造成崩解剂失效。应用时将片剂放入水杯中迅速崩解后饮用,非常适用于儿童、老人及吞服药片有困难的病人。

由于泡腾崩解剂易吸湿而失效,因此泡腾片生产区域的相对湿度宜控制在 45%～50%,产品的包装应有防潮的能力。

三、实验内容与操作

(一)实验材料与设备

1.实验材料　维生素 C、柠檬酸、酒石酸、碳酸氢钠、糖粉、橘子香精、色素(柠檬黄)、聚维酮 K30、氯化钠、聚乙二醇 6000、乙醇等。

2.实验设备　高速搅拌制粒机、摇摆式颗粒机烘箱、混合机、压片机等。

(二)实验部分

查阅文献设计维生素 C 泡腾片的处方与生产工艺。

1.处方基本组成　应包括药物、有机酸、碱(碳酸氢钠),需考虑加入矫味剂、着色剂等,可采用酸碱分别湿法制粒压片、混合湿法制粒压片(无水的黏合剂)、干法制粒压片、直接压片的方法,优选的方案为酸碱分别湿法制粒压片、混合湿法制粒压片(无水的黏合剂)。

2.处方中酸碱的配比　一般酸成分略高于碱(注意:维生素 C 本身为酸性成分);应选择水溶性的润滑剂(如 PEG4000、6000 或十二烷基硫酸钠等)。

【参考处方】

维生素 C	2.5kg
酒石酸	1.75kg
碳酸氢钠	3.5kg
糖粉	2.0g
色素(柠檬黄)	q. s.
5%PVP 无水乙醇溶液	q. s.
橘子香精	q. s.
PEG6000(200 目)	0.25kg
氯化钠	0.35kg
制成	5000 片

【制备】

色素、香精溶解于5%PVP 无水乙醇溶液;取处方量的维生素 C、酒石酸、碳酸氢钠、糖粉、氯化钠分别加入快速搅拌制粒机中,搅拌混合 1min,混合均匀后,加入黏合剂溶液,同时开启搅拌浆和制粒浆,制得软材,通过颗粒机过 16 目筛,60℃干燥,取出干颗粒,加入 PEG6000,混匀,过 16 目筛整粒,用 20mm 直径冲头压制成片。

【注意】

控制生产环境的湿度,应低于相对湿度 45%。

四、实验结果与讨论

1.计算片剂的收率。

2.片剂质量考察:外观、偏重差异、脆碎度、崩解时限等。

3.绘制维生素 C 泡腾片的生产工艺流程框图。

五、思考题

1.各种片剂生产工艺的适用范围。

2.根据片剂的生产工艺规划生产车间的布局。

六、参考文献

[1]国家药典委员会.中国药典.2010 版附录 I A,北京:中国医药出版社.

[2]屠锡德,张钧寿,朱家璧.药剂学.第三版,北京:人民卫生出版社,2002:681-743.

[3]朱盛山.药物制剂工程.第二版,北京:化学工业出版社,2009:311.

(袁　弘)

实验十七　注射用冻干粉针剂的制备

一、实验目的

1.掌握注射用冻干粉针剂生产的工艺过程及生产中的控制点。

2.掌握粉针剂生产的各种工艺及其使用范围。

3.掌握冷冻干燥技术的原理与应用。

4.熟悉冷冻干燥法生产粉针剂的中试相关设备。

二、实验指导

注射用无菌粉末亦称粉针,是指采用无菌操作法或冷冻干燥技术制成的注射用无菌粉末或块状制剂,临用前用灭菌注射用水溶解后注射,是一种较常用的注射剂型。适用于在水中不稳定的药物,特别是对湿热敏感的抗生素及生物制品,如青霉素、阿奇霉素、蛋白酶类粉针剂等。

依据生产工艺不同,可分为注射用冷冻干燥制品和注射用无菌分装产品。前者是将灌装了药液的安瓿进行冷冻干燥后封口而得,常见于生物制品,如辅酶类;后者是将已经用灭菌溶剂法或喷雾干燥法精制而得的无菌药物粉末在避菌条件下分装而得,常见于抗生素药品,如青霉素。

注射用无菌粉末的质量要求　除应符合《中国药典》对注射用原料药物的各项规定外,还应符合下列要求:①粉末无异物,配成溶液或混悬液后澄明度检查合格;②粉末细度或结晶度应适宜,便于分装;③无菌、无热原。

由于多数情况下,制成粉针的药物稳定性较差,因此,粉针的制造一般没有灭菌的过程,因而对无菌操作有较严格的要求,特别在灌封等关键工序,最好采用层流洁净措施,以保证操作环境的洁净度。

冷冻干燥技术是把含有大量水分的物料预先进行降温,冻结成冰点以下的固体,在真空条件下使冰直接升华,以水蒸气形式除去,从而得到干燥产品的一种技术。因为是利用升华达到去除水分的目的,所以也可称作升华干燥。

冻干粉末的制备工艺可以分为预冻、减压、升华、干燥等几个过程。此外,药液在冻干前需经过滤、灌装等处理过程,此过程基本与水性注射剂相同。

(1)预冻:预冻是恒压降温过程。药液随温度的下降冻结成固体,温度一般应降至产品共熔点以下 10~20℃ 以保证冷冻完全。若预冻不完全,在减压过程中可能产生沸腾冲瓶的现象,使制品表面不平整。

(2)升华干燥:升华干燥首先是恒温减压过程,然后是在抽气条件下,恒压升温,使固态水升华逸去。升华干燥法分为两种,一种是一次升华法,适用于共熔点为 −10~−20℃ 的制品,且溶液黏度不大。它首先将预冻后的制品减压,待真空度达一定数值后,启动加热系统缓缓加热,使制品中的冰升华,升华温度约为 −20℃,药液中的水分可基本除尽。

另一种是反复冷冻升华法,该法的减压和加热升华过程与一次升华法相同,只是预冻过程须在共熔点与共熔点以下 20℃ 之间反复升降预冻,而不是一次降温完成。通过反复升温降温处理,制品晶体的结构被改变。由致密变为疏松,有利于水分的升华。因此,本法常用于结构较复杂、稠度大及熔点较低的制品,如蜂蜜、蜂王浆等。

(3)再干燥:升华完成后,温度继续升高至 0℃ 或室温,并保持一段时间,可使已升华的水蒸气或残留的水分被抽尽。再干燥可保证冻干制品含水量<1%,并有防止回潮作用。

冷冻真空干燥机简称冻干机。冻干机按系统分,由制冷系统、真空系统、加热系统和控制系统四个主要部分组成;按结构分,由冻干箱、冷凝器、冷冻机、真空泵和阀门、电器控制元件组成。冻干箱是能抽成真空的密闭容器,箱内设有若干层搁板,搁板内置冷冻管和加热管。冷凝器内装有螺旋冷冻管数组,其操作温度应低于冻干箱内的温度,工作温度可达 −45~−60℃,其作用是将来自干燥箱中升华的水分进行冷凝,以保证冻干过程顺利进行。

三、实验内容与操作

(一)实验材料与设备

1.实验材料　盐酸环丙沙星、甘露醇、管制西林瓶、胶塞、铝盖。
2.实验设备　磁力搅拌器、微孔滤膜压滤器、冷冻干燥机、微粒粒径分析仪。

(二)实验部分

查阅文献设计冷冻干燥法制备注射用盐酸环丙沙星的处方与生产工艺。

冻干粉针的处方组成包括主药、填充剂和稳定剂等,设计时需根据主药的理化特性以及稳定性等具体情况,考虑处方中需要加入的辅料及其用量;为保证冻干品具有良好的外观并保持其疏松的结构,对于剂量较小的药物通常需要添加填充剂以增加制剂的含固量。

冷冻干燥的工艺过程一般包括预冻、升华和再干燥三步,预冻时应保证预冻温度低于药液低共熔点20℃以上,升华阶段的温度应控制在药液低共熔点5～10℃,因此需要测定药液的低共熔点。

【参考处方】

盐酸环丙沙星	50g
甘露醇	50g
注射用水	2000mL
制成	1000瓶

【制备】

取处方量的药物与辅料加水至2000mL,溶解,加入活性碳1.0g,室温搅拌30min,粗滤,用0.45μm微孔滤膜精滤,灌装,每瓶2mL,胶塞半压,放入冷冻干燥机中,-50℃预冻4h,升温至-5℃,真空度10Pa,冻干18h,升温至20℃,再干燥3h,真空压塞。

四、实验结果与讨论

1.计算产品的收率。

2.注射用盐酸环丙沙星质量考察。

项目:外观、装量差异、可见异物、不溶性微粒等。

3.绘制注射用盐酸环丙沙星的生产工艺流程框图,注明各过程对生产环境的要求。

五、思考题

1.冷冻干燥中存在的问题及处理方法。

2.根据冷冻干燥法制备注射用粉末的生产工艺规划生产车间的布局。

六、参考文献

[1]国家药典委员会.中国药典.2010版附录ⅠB,北京:中国医药出版社.

[2]屠锡德,张钧寿,朱家璧.药剂学.第三版,北京:人民卫生出版社,2002:467-469.

[3]朱盛山.药物制剂工程.第二版,北京:化学工业出版社,2009:315-316.

(袁 弘)

实验十八　静脉用脂肪乳的制备

一、实验目的

1. 掌握脂肪乳生产的工艺过程及生产中的控制点。
2. 掌握脂肪乳处方设计与制剂质量控制要点。
3. 熟悉脂肪乳生产的中试相关设备。

二、实验指导

脂肪乳剂是唯一能静脉滴注的脂质制剂,经静脉输入可提供能源,还可为患者提供足够的必需脂肪酸,适用于需要高热量的病人(如肿瘤及其他恶性病)、肾损害、禁用蛋白质的病人和由于某种原因不能经胃肠道摄取营养的病人。脂肪乳由大豆油加入一定量的卵磷脂乳化而成,是一种无菌、无热源的制剂。将药物加入脂肪乳的油相中,可以制备含药的治疗型脂肪乳,通过乳剂对药物的包裹作用可以减小静脉给药对血管的刺激性。

静脉用脂肪乳的一般质量要求为:乳滴大小均匀,直径小于 $1\mu m$,成品能耐受高压灭菌,在储存期内乳剂稳定不分层无油滴析出,成分不变;无毒副作用,无抗原性,无降压作用与溶血作用。

脂肪乳的油相可选择精制豆油、芝麻油、棉籽油、红花油等;乳化剂选用磷脂、Pluronic F68;等渗调节剂选用甘油、葡萄糖、山梨醇、木糖醇。

采用常规乳化方法得到的乳剂粒径无法满足静脉脂肪乳的要求,因此静脉脂肪乳一般采用高压匀质技术制备。根据匀质化的原理可将高压匀质法分为三类:微射流法(Microfluidisation)、活塞-裂隙匀质化法(Piston-gap homogenisers)和超音速液体流法(Supersonic fluid flow)。

微射流法是将含有大颗粒药物的混悬液用气流加速后以高速通过特别设计的管腔,如:"Z"字型、"Y"字型管腔,当乳液通过这些管腔时流动方向多次改变,导致微粒碰撞和剪切,使得粒径减小。

活塞-裂隙匀质化法需要专门的高压匀质机。当药液通过高压匀质机的狭缝时,由于狭缝面积减小(如:在 150MPa 时仅仅 $25\mu m$),即横切面积大幅度减小,导致流过狭缝的液体动压剧烈升高,静压剧烈降低,静压差低于室温下液体的蒸气压时液体沸腾,形成大量气泡,这些气泡离开狭缝后受到环境大气压的作用剧烈向内破裂,产生的力将乳滴粉碎至非常细小的尺寸。

超音速液体流法是利用特定的设备将乳液加速,以超音速从喷嘴喷出,液体喷出的速度为 $1000\sim4000km\cdot h^{-1}$。此时喷嘴处液体压力是 $2000\sim45000psi$。高速液体一旦通过喷嘴压力突然降低,导致了在喷嘴处形成空泡,空泡破裂致使大颗粒的液滴破裂为细小的乳滴。可以调节液体流速、压力和喷嘴直径获得合适的制备条件。

三、实验内容

(一)实验材料与设备

1. 实验材料　精制大豆油、豆(卵)磷脂、甘油、玻璃瓶、胶塞等。
2. 实验设备　高速组织捣碎机、高压乳匀机、热压灭菌器、粒径分析仪。

(二)实验部分

查阅文献设计静脉脂肪乳的处方与生产工艺。

选择适宜的油相、水相、乳化剂、等渗调节剂的种类和用量,设计乳化的工艺方法和选用的设备。

【参考处方】

精制大豆油	1.5kg
精制豆磷脂	0.12kg
注射用甘油	0.25kg
注射用水	加至 10000mL

【制法】

将豆磷脂、甘油置于高速组织捣碎机内,加注射用水 4000mL,在氮气流下搅拌直至成均匀的半透明胶体状磷脂分散体系,再倾入二步匀化机中,在压力 66150kPa 至 198450kPa,加入温热至 90℃的豆油进行高压匀化,再注入余下的注射用水,循环匀化数次,冷却,在氮气流下用垂熔滤器过滤,分装于 100mL 玻璃瓶中,再通入氮气,加涤纶薄膜、胶塞、轧铝盖,121℃,15min 灭菌。

四、实验结果与讨论

1. 静脉脂肪乳质量考察:外观、装量差异、离心分层试验、粒度分布试验。
2. 绘制静脉脂肪乳的生产工艺流程框图,注明各过程对生产环境的要求。

五、思考题

1. 调查目前市场销售的静脉脂肪乳产品的品种情况,列举其作用特点。
2. 根据脂肪乳的生产工艺规划生产车间的布局。

六、参考文献

[1]国家药典委员会.中国药典.2010 版附录ⅠA,北京:中国医药出版社.
[2]国家药典委员会.中国药典.2010 版附录ⅠO,北京:中国医药出版社.
[3]屠锡德,张钧寿,朱家璧.药剂学.第三版,北京:人民卫生出版社,2002:503－523.
[4]朱盛山.药物制剂工程.第二版,北京:化学工业出版社,2009:314.

(袁　弘)

第五章　综合设计性实验

综合设计性实验以药物新制剂研发为主线,集合《药剂学》、《药物分析学》的基本理论和实验技术,通过典型药物制剂处方工艺设计和制剂的质量研究,模拟新制剂研发的过程。

一、实验设计的要求

1.处方前研究　查阅文献资料,充分了解药物的理化性质和药理作用;首先确定药物的给药途径,然后选择药物的剂型;根据药物的理化性质,初步拟定制剂的处方组成,明确辅料选择和制备工艺中的注意要点。必要时可进行预试验,进一步了解药物的特性。

2.处方与工艺研究　根据处方前研究的结果和实验要求,拟定药物制剂的处方组成,并确定制备工艺;要求指出处方中各辅料成分的作用和选择依据,写出制备工艺的详细过程和制备参数,并绘制流程图。

3.制剂的质量研究　需要进行制剂的一般检查项目检查,如固体制剂需要检查外观、片重差异、含量均匀度、崩解度、溶出度等;注射剂需要检查外观、澄明度、不溶性微粒、pH 等;根据药物分析的理论知识,设计药物鉴别、含量分析、有关物质检测的方法,进行方法学的验证,拟定质量标准和质量标准起草说明。需要详细写明各质量检查项目如何进行,并在实验结束后对质量进行评价,出具产品的质检报告。

二、实验内容与操作

(一)阿司匹林制剂的研制

查阅药物的基本理化性质以及制剂过程中的注意事项。制备解热镇痛药物口服制剂,需设计一种普通制剂和一种以上的缓控释制剂,并进行评价,缓控释制剂的设计可参考中国药典2010 版附录"缓控释制剂指导原则"。拟定 2 种产品的质量标准,并进行产品的质量分析。

1.方法提示

制剂参考:

【普通制剂】

阿司匹林	30g
淀粉	3g
酒石酸	0.15g
滑石粉	1.5g
10%淀粉浆	适量
制成	100 片

【制法】

取阿司匹林、淀粉、酒石酸过 100 目筛，混合均匀，加 10%淀粉浆（50±0.5℃）适量，制软材，用 16 目尼龙筛制粒，于 60℃干燥 1h，整粒，加滑石粉混匀后，计算片重，压片。

【缓释制剂】

阿司匹林	30g
丙烯酸树脂Ⅱ	1.0g
酒石酸	0.15g
滑石粉	1.5g
乙醇	适量
制成	100 片

【制法】

取丙烯酸树脂和酒石酸的细粉混合，用适量浓度的乙醇溶解后，加入阿司匹林细粉，制成软材，过筛，制湿颗粒，干燥，过筛整粒。加滑石粉混匀后，计算片重，压片。

【质量分析】

1. 鉴别试验　分析阿司匹林结构特征、理化性质，参考《中国药典》方法，可选择三氯化铁比色法、水解反应、红外光谱法或 HPLC 法等，至少采用 2 种或 2 种以上方法鉴别。注意制剂辅料对药物鉴别试验的影响，可将空白辅料、阿司匹林原料和制剂同法操作，考察方法的专属性。

2. 杂质检查　根据合成工艺和制剂工艺，原料药和制剂中主要特殊杂质为水杨酸，利用阿司匹林与水杨酸的结构差异，设计杂质检查方法，可采用比色法、HPLC 法。此外，还要考虑可能存在的有关物质。可采用 HPLC 法测定水杨酸和有关物质，色谱条件参考文献或药典方法。需描述色谱条件选择的实验过程和相应图谱、系统适用性试验数据、杂质检查方法学研究内容，如灵敏度（检测限或定量限）、专属性（如果是制剂，应参考鉴别项下专属性考察方法进行试验）、耐用性、线性或精密度等，要求至少完成专属性、灵敏度等 2 项以上方法学考察内容。水杨酸含量宜采用外标法计算，有关物质限量可采用不加校正因子的主成分自身对照法，设计该两法并用同时控制已知杂质和未知杂质的方法，并根据实际样品测定结果和一般要求确定杂质限度。水杨酸检查也可采用比色法，同样需提供方法学研究内容及相应图谱或数据。其他杂质检查如重金属、炽灼残渣、干燥失重、易炭化物、溶液的澄清度等可参考《中国药典》方法，视实验要求而定。

3. 含量测定　直接酸碱滴定法或 HPLC 法，可参考《中国药典》方法。容量法需提供精密度试验结果（平行测定 6 份样品）；HPLC 法需提供色谱图，自制对照品（用样品重结晶），外标法计算含量，考察方法专属性、精密度、线性范围、准确性和耐用性等，可借鉴有关杂质色谱条件和方法学研究内容。原料药首选容量法，制剂首选色谱法。注意制剂辅料对药物含量测定的影响，可将空白辅料、阿司匹林原料和制剂同法操作，考察方法的专属性。要求完成专属性、回收率、精密度等 3 项以上方法学考察内容。

2. 报告要求(新药注册要求)

(1)制剂工艺报告要求

1)处方组成与制备工艺:要求列出处方与各成分用量,写明制备方法。

2)工艺流程:用流程图的形式描述制剂的制备方法。

3)处方依据与处方工艺筛选:处方依据:根据药物理化性质、药理作用,先明确药物制剂的规格,根据药物的剂量和性质确定处方组成和制备工艺。

制剂的处方与工艺筛选:以列表的形式写出筛选的所有处方、制备工艺和筛选结果,说明筛选的依据。

4)制剂影响因素考察试验与结果:根据所制备制剂的特性,进行高温、高湿、强光照射、冷藏等影响因素试验,并对试验结果进行评价。

5)原辅料在处方中的作用:对处方中所有的组分(含药物与辅料)的作用进行分析。

6)原辅料来源及质量标准:列出处方中所用所有药物与辅料的来源以及相应的质量标准。

7)参考文献

(2)质量研究与质量标准草案报告要求

1)制剂质量研究报告:药物鉴别、含量、有关物质等,其他如固体制剂需要检查外观、片重差异、含量均匀度、崩解度、溶出度等;注射剂需要检查外观、澄明度、不溶性微粒、pH等。需要详细写明各质量检查项目如何进行,并在实验结束后对质量进行评价。

2)质量标准与起草说明:按照现行版药典格式起草药物制剂的质量标准草案,并对标准制订的理由加以说明,即"质量标准起草说明"。起草说明内容包括:①概况:说明药品的临床用途、有关工艺改革、国内外药典收载情况、国内生产水平与质量水平。②生产工艺:制剂需要列出处方和简要的制备方法。

标准制订的意见和理由:是起草说明的主要内容,对照质量标准按顺序逐项解释各项目设置及限度确定的依据(列出实验数据和文献数据)。

3)质检报告:质检报告需包括外观、鉴别、检查和含量测定等项目,要求列出项目名称、参考标准、检测结果和评价。

(二)盐酸普萘洛尔制剂的研制

以盐酸普萘洛尔为原料,查阅药物的基本理化性质以及制剂过程中的注意事项。制备小容量注射液,拟定产品的质量标准,并进行产品的质量分析,制剂质量应符合拟定的质量标准。

1. 方法提示

制剂参考:

【处方】

盐酸普萘洛尔	400mg
枸橼酸	适量
NaCl	0.9g
注射用水	加至　100mL

【制法】

取处方量原辅料,加入配制量 80% 的注射用水,溶解,加入针用活性炭 0.05g,室温搅拌 30min,粗滤除去活性炭,用 0.22μm 微孔滤膜精滤,检测中间体含量和 pH,加入注射用水调节浓度,灌装,2mL/支;灭菌。

【质量分析】

1. 鉴别试验 分析盐酸普萘洛尔的结构特征、理化性质,参考《中国药典》,采用氯化物鉴别法、紫外吸收法、红外光谱法或高效液相色谱法等,至少采用 2 种或 2 种以上方法鉴别,并考察鉴别试验的专属性。

2. 杂质检查 根据药物特性和制剂工艺,原料药中特殊杂质为游离萘酚和有关物质;制剂中主要杂质为有关物质。有关物质的检查可以采用 HPLC 法,以不加校正因子的主成分自身对照法计算限量。色谱条件的选择、方法学研究内容及实验要求见阿司匹林实验。杂质游离萘酚的检查可采用重氮苯磺酸显色法或色谱法,其他杂质的检查要求同阿司匹林实验。

3. 含量测定 非水滴定和紫外法,可参考《中国药典》方法。若用紫外法测定,采用吸收系数法或对照品比较法计算含量,方法学考察内容与要求参考阿司匹林实验相关内容。

2. 报告要求(新药注册要求)

同阿司匹林制剂研究的要求。

(袁 弘)

附录一 药用制剂常用辅料

（一）液体制剂的常用辅料

附表 4-1 口服液体制剂常用辅料

增溶剂	聚山梨酯类、聚氧乙烯脂肪酸酯类等
助溶剂	碘化钾（I_2），醋酸钠（茶碱），枸橼酸（咖啡因），苯甲酸钠（咖啡因）
潜溶剂	水溶性：乙醇、甘油、丙二醇、聚乙二醇 非水溶性：苯丙酸苄酯、苯甲醇
表面活性剂	阴离子表面活性剂：硬脂酸钠、硬脂酸钾、硬脂酸钙、油酸钠、十二烷基硫酸钠、十六烷基硫酸化蓖麻油 非离子型表面活性剂：单甘油脂肪酸酯、三甘油脂肪酸酯、蔗糖单月桂酸酯、聚甘油脂肪酸酯、脂肪酸山梨坦、聚山梨酯、苄泽、卖泽、泊洛沙姆等
乳化剂	表面活性剂：见表面活性剂 天然乳化剂：阿拉伯胶、西黄蓍胶、杏树胶、明胶、卵黄 固体乳化剂：W/O 型乳化剂有：氢氧化钙、氢氧化锌 O/W 型乳化剂有：氢氧化镁、氢氧化铝、二氧化硅、皂土等
辅助乳化剂	增加水相黏度：甲基纤维素、羟丙基纤维素、羧甲基纤维素钠、海藻酸钠、琼脂、西黄蓍胶、阿拉伯胶、果胶、黄原胶、皂土等 增加油相黏度：鲸蜡醇、蜂蜡、硬脂酸、硬脂醇、单硬脂酸甘油酯等
助悬剂	低分子助悬剂：甘油、糖浆剂 天然：胶树类，如阿拉伯胶、西黄蓍胶、桃胶，海藻酸钠、淀粉浆、琼脂、硅皂土（含水硅酸铝） 合成半合成：甲基纤维素、羟丙基纤维素、羧甲基纤维素钠、聚维酮、卡波普、葡聚糖、单硬脂酸铝（触变胶）
润湿剂	表面活性剂：泊洛沙姆、聚山梨酯类、聚氧乙烯蓖麻油类等
絮凝剂与反絮凝剂	枸橼酸及其盐、酒石酸及其盐
防腐剂	对羟基苯甲酸苄酯类（0.01%～0.25%）、苯甲酸及其盐（0.03%～0.1%） 苯扎溴铵（0.02%～0.2%）、山梨酸（0.02%～0.04%）、 醋酸氯己定（0.02%～0.05%）、邻苯基苯酚（0.005%～0.2%） 薄荷油（0.05%）、桉叶油（0.01%～0.05%）、桂皮油（0.01%）
矫味剂	甜味剂：蔗糖、橙油、甘露醇、山梨醇、阿司帕坦、糖精钠 芳香剂：柠檬、薄荷油、薄荷水、桂皮水、香蕉香精、苹果香精 胶浆剂：阿拉伯胶、羧甲基纤维素钠、明胶、琼脂、甲基纤维素 泡腾剂：有机酸＋碳酸氢钠
着色剂	天然：苏木、甜菜红、胭脂红、胡萝卜素、姜黄、乌饭树叶、松叶兰、叶绿酸铜钠盐、焦糖、氧化铁（棕红色） 合成：苋菜红、柠檬黄、胭脂蓝、胭脂红、日落黄 外用色素：伊红、美兰、品红、苏丹黄 G 等

附表 4-2　注射用溶剂

注射用水	纯化水经蒸馏所得的水
注射用油	植物油:麻油、茶油、花生油、橄榄油、玉米油、豆油、棉子油、蓖麻油及桃仁油、油酸乙酯、苯甲酸苄酯
注射用非水溶剂	聚乙二醇 400(≤50%)、乙醇(≤50%)、丙二醇(10%~60%)、二甲基乙酰胺(DMA)、甘油(≤50%)、苯甲醇等

附表 4-3　注射剂常用附加剂

附加剂	浓度范围(%)	附加剂	浓度范围(%)
缓冲剂		增溶剂　润湿剂　乳化剂	
醋酸、醋酸钠	0.22,0.8	聚氧乙烯蓖麻油	1~65
枸橼酸,枸橼酸钠	0.5,4.0	聚山梨酯 20	0.01
乳酸	0.1	聚山梨酯 40	0.05
酒石酸,酒石酸钠	0,65,1.2	聚山梨酯 80	0.04~4.0
磷酸氢二钠,磷酸二氢钠	1.7,0.71	聚乙二醇-40 蓖麻油	7.0~11.5
碳酸氢钠,碳酸钠	0.005,0.06	聚维酮	0.2~1.0
抑菌剂		卵磷脂	0.5~2.3
苯甲醇	1~2	Pluronic F-68	0.21
羟丙丁酯,甲酯	0.01~0.015	助悬剂	
苯酚	0.5~1.0	明胶	2.0
三氯叔丁醇	0.25~0.5	甲基纤维素	0.03~1.05
硫柳汞	0.001~0.02	羧甲基纤维素	0.05~0.75
局麻剂		果胶	0.2
利多卡因	0.5~1.0	填充剂	
盐酸普鲁卡因	1.0	乳糖	1~8
三氯叔丁醇	0.3~0.5	甘氨酸	1~10
苯甲醇	1.0~2.0	甘露醇	1~10
等渗调节剂		稳定剂	
氯化钠	0.5~0.9	肌酐	0.5~0.8
葡萄糖	4~5	甘氨酸	1.5~2.25
甘油	2.25	烟酰胺	1.25~2.5
抗氧剂		辛酸钠	0.4
亚硫酸钠	0.1~0.2	保护剂	
亚硫酸氢钠	0.1~0.2	乳糖	2~5
焦亚硫酸钠	0.1~0.2	蔗糖	2~5
硫代硫酸钠	0.1	麦芽糖	2~5
抗坏血酸		人血白蛋白	0.2~2
螯合剂			
EDTA·2Na	0.01~0.05		

（二）固体制剂常用辅料

附表 4-4　在湿法制粒中常用填充剂

可溶性填充剂	不溶性填充剂
乳糖（结晶性粉状）、葡萄糖、果糖、糊精、蔗糖粉、甘露醇、山梨醇、赤藓糖醇、氯化钠	淀粉（玉米、马铃薯、小麦）、微晶纤维素、磷酸二氢钙、碳酸钙、碳酸镁、部分 α 化淀粉、水解淀粉、合成硅酸铝、特殊硅酸钙

附表 4-5　常用于湿法制粒的黏合剂

	黏合剂	溶剂中浓度（%，w/v）	制粒用溶剂
淀粉类	淀粉（浆）	5～10	水
	糊精		
	预胶化淀粉	2～10	水
	蔗糖	～50	水
纤维素类	甲基纤维素（MC）	2～10	水
	羟丙基纤维素（HPC）		
	羟丙基甲基纤维素（HPMC）	2～10	水或乙醇-水
	羧甲基纤维素钠（CMC-Na）	2～10	水
	微晶纤维素（MCC）		干黏合剂
	乙基纤维素（EC）	2～10	乙醇
合成高分子	聚乙二醇（PEG4000，6000）	10～50	水或乙醇
	聚乙烯醇（PVA）	5～20	水
	聚维酮（PVP）	2～20	水或乙醇
天然高分子	明胶	2～10	水
	阿拉伯胶		
	海藻酸钠		
	西黄蓍胶		
	琼脂		

附表 4-6　常用崩解剂

传统崩解剂	颗粒中含有量（%，w/w）	最新崩解剂	颗粒中含有（%，w/w）
淀粉（玉米、马铃薯）	5～20	羧甲基淀粉钠	1～8
微晶纤维素	5～20	交联聚维酮	0.5～5
海藻酸	5～10	交联羧甲基纤维素钠	5～10
海藻酸钠	2～5	羧甲基纤维素	5%～10%
离子交换树脂	0.5～5	羧甲基纤维素钙	1～8
泡腾酸—碱系统	3～20	低置换羟丙基纤维素	2～5
羟丙基淀粉		部分 α 化淀粉	
		微晶纤维素	＞20

附表 4-7 常用润滑剂、助流剂、抗黏着剂

辅料用途	辅料名称	参考用量（%）	辅料用途	辅料名称	参考用料（%）
疏水性润滑剂	硬脂酸钙	1 以下	助流剂	滑石粉	1～5
	硬脂酸镁	1 以下		微粉硅胶	0.1～0.5
	硬脂酸	1～2		小麦淀粉	5～10
	微粉硅胶	0.1～0.5	抗黏着剂	滑石粉	1～5
	蜡类	1～5		微粉硅胶	0.1～0.5
亲水性润滑剂	聚乙二醇 4000 或 6000	1～5		小麦淀粉	5～10
	十二烷基硫酸钠	1～5	抗静电剂	十二烷基硫酸钠	
	十二烷基硫酸镁	1～3		亚硫酸氢钠	
	聚氧乙烯月桂醇醚	5	稳定剂	焦亚硫酸钠	
	聚氧乙烯单硬脂酸酯	1～5		EDTA·2Na	

附表 4-8 膜剂的成膜材料

膜剂的成膜材料	
天然高分子	明胶、虫胶、阿拉伯胶、淀粉、琼脂、糊精
合成高分子	PVA05-88、PVA17-88、乙烯-醋酸乙烯共聚物（EVA）

（三）半固体制剂的常用辅料

附表 4-9 软膏剂常用基质

基 质	油脂性	烃类：凡士林、液状石蜡、石蜡
		类脂类：羊毛脂、蜂蜡、鲸蜡、二甲基硅油
	乳剂型	油相：硬脂酸、石蜡、液体石蜡、凡士林、蜂蜡、十八醇、植物油等
		水相：常需加入甘油、丙二醇、山梨醇等保湿剂
	水溶性	PEG 类高分子物、FAPG（十八醇和丙二醇混合物）
		凝胶基质：CMC-Na、HPMC、海藻酸、海藻酸钠、卡波姆、果胶、皂土等

续表

附加剂	抗氧剂	抗氧剂:VE、没食子酸烷酯、丁羟基茴香醚(BHA)、丁羟基甲苯(BHT)
		还原剂:维生素 C、异抗坏血酸、亚硫酸盐
		抗氧剂的辅助剂(螯合剂):枸橼酸、酒石酸、巯基二丙酸、EDTA
	防腐剂	醇类:乙醇、异丙醇、氯丁醇、三氯甲基叔丁醇、苯氧乙醇、苯基-对-氯苯丙二醇、溴硝基丙二醇(bronopol) 参考用量:7%
		酸类:苯甲酸、山梨酸、脱氧乙酸、丙酸、肉桂酸 参考用量:0.1%~0.2%
		芳香酸:茴香醚、香茅醛、丁子香酚、香兰酸酯 参考用量:0.001%~0.002%
		汞化物:醋酸苯汞、硼酸盐、硝酸盐、汞撒利
		酚类:苯酚、苯甲酚、麝香草酚、对氯邻甲苯酚、对氯-间二甲苯酚、氯代百里酚 参考用量:0.1%~0.2%
		酯:对羟基苯甲酸(乙酸、丙酸、丁酸)酯 参考用量 0.01%~0.5%
		季铵盐:苯扎氯铵、溴化烷基三甲基铵 参考用量:0.002%~0.01%
		其他:葡萄糖酸氯已定 参考用量:0.002%~0.01%

附表 4-10　栓剂常用辅料

基　质	油脂性	天然基质:可可豆脂
		合成或半合成脂肪酸甘油脂类:半合成椰油酯;半合成山苍子油酯;半合成棕榈油酯;硬脂酸丙二醇酯;硬化油;Witepsol
	水溶性	甘油明胶、聚乙二醇(PEG)、聚氧乙烯(40)单硬脂酸酯类(S-40)、泊洛沙姆(pluronic F-68)
添加剂	硬化剂	白蜡、硬脂酸、鲸蜡醇、巴西棕榈蜡
	增稠剂	氢化蓖麻油、单硬脂酸甘油酯、硬脂酸铝
	吸收促进剂	表面活性剂、Azone、EDTA、水杨酸、氨基酸乙胺衍生物、乙酰醋酸酯类、β-二羧酸酯、芳香族酸性化合物、脂肪族酸
	抗氧剂防腐剂	同软膏

（四）常用薄膜包衣材料

附表 4-11　常用包衣材料

辅料类别	用　途
薄膜包衣材料	胃溶性：HPC、HPMC、AEA 、EuE 肠溶性：HPMCP、CAP、HPMCAS、CMEC、Eu-S、Eu-L、Eu-LD 不溶性：EC、EuRS、EuRL
水分散系包衣材料	肠溶性：HPMCP、Eu-S 不溶性：EC、EuRS、NE30D

（五）常用辅料特性、用途与应用实例

羟丙基甲基纤维素

（hydroxypropyl methylcellulose）

【别名】

HPMC；hypromellose；cellulose hydroxyproply methyl ether；methyl hydroxypropyl cellulose；methylcellulose propylene glycol ether.

【分子式与相对分子质量】

$C_8H_{15}O_8$—$(C_{10}H_{18}O_6)_n$—$C_8H_{15}O_8$；相对分子质量约 86000。

【来源与制法】

本品为半合成品,可用两种方法制造:其一是将棉绒或木浆纤维用烧碱处理后,再先后与氯化甲烷和环氧丙烷反应即得,再经进一步精制,粉碎成细微均匀的粉末或颗粒;其二是适宜级别的甲基纤维素经 NaOH 处理后,再置高温高压下与环氧丙烷反应,反应时间要维持到足以使甲基和羟丙基以醚键连接到纤维的脱水葡萄糖环上并达到理想的程度。本品因甲氧基和羟丙基两种取代基含量的不同,可得到多种型号的产品,不同型号的产品在特定的浓度中有特定的黏度和热胶凝温度。

【性状】

本品为白色至乳白色、无臭无味、纤维状或颗粒状易流动的粉末,在水中溶解形成澄明至乳白色具有黏性的胶体溶液,一定浓度的溶液可因温度变化出现溶胶-凝胶互变现象。不溶于乙醇、氯仿和乙醚,可溶于甲醇和氯甲烷的混合溶剂中,有部分型号的产品可溶于 70% 乙醇、丙酮、氯甲烷和异丙醇的混合溶剂以及其他有机溶剂。

本品在干燥环境中稳定,溶液在 pH3.0～11.0 之间亦稳定,但是水溶液易受微生物污染,水溶液耐热。

【作用与用途】

本品具有乳化、增稠、助悬、增黏、黏合、胶凝和成膜等特性和作用,在药剂中具有以下广泛的用途。

1.作薄膜包衣材料和成膜材料　本品低黏度者用作片剂、丸剂的水溶性薄膜包衣料,高黏度者用于非水性薄膜包衣,使用浓度 2%～10%。

2.作黏合剂和崩解剂　本品低黏度者作片剂、丸剂、颗粒剂的黏合剂和崩解剂,高黏度者

仅作黏合剂。用量因型号和要求不同而异,一般为 2%～5%。

3.作增稠剂和胶体的保护胶　常用浓度为 0.45%～1.0%。用于增加疏水胶的稳定性,防止粒子聚结、沉淀,常用浓度为 0.5%～1.5%。

4.作阻滞剂、控释剂和致孔道剂　高黏度型号用于制备混合材料骨架缓释片、亲水凝胶骨架缓释片的阻滞剂和控释剂。低黏度型号用于缓释或控释片剂的致孔道剂,使这类片剂迅速获得治疗作用的首剂量,然后再缓释或控释,以维持血中有效浓度。

5.作助悬剂　本品高黏度者是混悬型液体制剂的良好的助悬剂,其常用量为0.5%～1.5%。

本品除作为药剂助剂外,在食品工业中作食品添加剂,用作增稠剂、乳化剂、稳定剂,用于制造饮料、冰淇淋、奶脂干酪等食品。在日化工业中本品是制造日化产品的助剂,用于制造香波、乳液等化妆品以及牙膏、洗涤剂等其他日化产品。

【应用实例】

1.薄膜包衣溶液　取 HPMC 2kg,滑石粉 2kg,蓖麻油 1000mL,吐温-80 1000mL,丙二醇 1000mL,95%乙醇 53000mL,水 47000mL,色素适量。其制法是:①可溶性色素包衣液的制备:将处方量 HPMC 加入 95%乙醇中,浸泡过夜,另取色素适量溶于水中(必要时过滤),合并二液并搅拌均匀成为透明溶液。将本溶液的 80%(20%作打光用)与处方量的蓖麻油、吐温-80、丙二醇充分混合备用。②不溶性色素(如氧化铁)包衣液的制备:取 HPMC 加入 95%乙醇中浸泡过夜,加水制成 2%HPMC 透明溶液,取出 20%本液作打光用,将余下的 80%溶液与氧化铁按加液研磨法配制,再将处方量的其他成分加入,充分混合均匀后备用。本包衣液的包衣工艺:将素片倒入糖衣锅中,转动后,热风预热至 45℃,即可喷雾加料包衣,流量控制在 10～15mL/min,待喷完后继续用热风干燥 5～10min 即可出锅,置干燥器中干燥 8h 以上即得。

2.α-干扰素眼用膜　取 α-干扰素 50μg 溶解于 10mL 10.01mol/L 盐酸,与 90mL 乙醇、0.5g 羟丙基甲基纤维素混合,过滤,涂于旋转的玻棒上,用 60℃灭菌,空气干燥即得。本品做成膜材料。

3.复方新诺明片　取 SMZ(80 目)40kg,淀粉(120 目)8kg,3%HPMC 水溶液 18～20kg,硬脂酸镁 0.3kg,TMP(80 目)8kg。其制法是将 SMZ 和 TMP 混匀,然后加入淀粉混合 5min,用预制的 3%HPMC 水溶液制软材,以 16 目筛制粒,干燥,再用 14 目筛整粒,加入硬脂酸镁混匀,用 12mm 圆形带字($\frac{SMZ}{Co}$)冲模压片即得。本品主要用作黏合剂。片剂的溶出度为 20min,96%。

4.吡哌酸片　取吡哌酸(80 目)25kg,淀粉(120 目)2.1kg,HPMC(100 目)0.7kg,20%乙醇 11.5～12.5kg,硬脂酸镁适量。其制法是将吡哌酸、淀粉、HPMC 混合均匀,用 20%乙醇制软材,以 16 目筛制粒,干燥,再用 14 目筛整粒,加适量硬脂酸镁,用 100mm 圆形带字($\frac{SMZ}{Co}$)冲模压片即得。本品与淀粉同作崩解剂,本片剂溶出度为 2min,≥80%,超过日本同类产品。

5.人工泪液　HPMC-4000,-4500 或-5000 0.3g,氯化钠 0.45g,氯化钾 0.37g,硼砂 0.19g,10%氯苄烷铵溶液 0.02mL,水加至 100mL。其制法是将 HPMC 置 15mL 水中,在 80～90℃充分水合后,加 35mL 水。再与含有上述其余成分的 40mL 水溶液混合均匀,加水至全量。再混合均匀,静置过夜。轻轻倾泻过滤,滤液装入容器中密封。在 98～100℃灭菌 30min

即得,pH8.4～8.6。本品用于泪液缺乏,是泪液良好的代用品,当用于前房镜检时,可适当增加本品的浓度,0.7％～1.5％较为适宜。

6. 美沙芬控释片　美沙芬树脂盐 187.5mg,乳糖 40.0mg,PVP70.0mg,气相二氧化硅 10mg,羟丙基甲基纤维素-60　340.0mg,40mg 微晶纤维素邻苯二酸-102 和硬脂酸镁 2.5mg。常法制成片剂即得。本品作控释材料。

7. 先锋霉素Ⅳ法　取 2149g 先锋霉素Ⅳ单水化物与 1000mL/15％(质量/浓度);eudragit L-10 的异丙基-水混合物(9:1)搅拌混合、制粒,35℃干燥。取该干燥颗粒 575g 和 62.5g 羟丙基甲基纤维素 E-50 充分混合,再加入 7.5g 硬脂酸,3.25g 硬脂酸镁混合压片,得持续释放的先锋霉素Ⅳ片。本品作缓释材料。

8. 硝苯地平缓释颗粒剂　硝苯地平 1 份,羟丙基甲基纤维素、乙基纤维素各 3 份于混合溶媒(乙醇:二氯甲烷＝1:1)后,置玉米淀粉 8 份中,常溶法制成颗粒剂。其释药速率经对照实验显示不受环境 pH 值变化的影响,较市售细颗粒剂缓慢。口服 12h 后测得的人体血药浓度为 12mg/mL,无个体差异。

9. 盐酸普萘洛尔缓释胶囊　盐酸普萘洛尔 60kg,微晶纤维素 40kg,加水 50L 制成颗粒。将 HPMC 1kg 和 EC 9kg 溶于混合溶媒(二氯甲烷:甲醇＝1:1)200L 中制成包衣液,以 750mL/min 的流速喷雾在滚动的球形颗粒上,包衣后的颗粒过孔径为 1.4mm 的筛网筛整粒,再用普通胶囊填充机填入硬胶囊内。每粒胶囊内含 160mg 缓释盐酸普萘洛尔球形颗粒。

10. 盐酸普萘洛尔骨架片　按盐酸普萘洛尔:HPMC:CMC-Na 为 1:0.25:2.25 的比例混合制成骨架片。其释药速率在 12h 内接近零级。

其他药物也可用混合骨架材料制成骨架片:如美托洛尔:HPMC:CMC-Na 按 1:1.25:1.25;烯丙洛尔:HPMC:CMC-Na 按 1:2.08:2.92 比例。其释药速率约在 12h 内接近于零级。

11. 乙胺嗪衍生物混合材料骨架片　药物以微粉硅胶:CMC-Na:HPMC 为 1:0.7:4.4 的混合材料按常法制成骨架片。此片在人体外和体内均可持续释药 12h,线型释放图具有良好的相关性。按 FDA 规定作出的稳定性加速试验结果预测本品贮存期可达 2 年。

12. 醋氨酚缓释微囊　取 HPMC(0.05Pa•s)5 份,HPMC(4Pa•s)4 份、HPC1 份溶解于 1000 份水中。加醋氨酚 60 份和硅胶 6 份,用匀浆机搅匀,喷雾干燥制成。本品含主药达 80％。

13. 茶碱亲水凝胶骨架片　按总片重计,取 18％～35％茶碱、7.5％～22.5％羟丙基甲基纤维素、0.5％乳糖,适量疏水性润滑剂常法制成控释片。口服一次可维持人体有效血药浓度 12h。

【配伍变化】

本品应避免 pH 值<3 和>11 的极端条件及抗氧剂。

【安全性】

本品无毒、安全,可作食品添加剂,且不增加热量。每日允许摄入量为 0～25mg/kg (FAO/WHO,1985)。

【贮运事项】

本品应置于密闭容器中。贮存于阴凉干燥处。

【注释】

1. 经表面处理后的本品，在冷水中分散，其溶出速率可用改变 pH 值环境控制，用于缓释制剂和肠溶包衣制剂。

2. USP 对本品的级别用四位数表示，紧接在产品名后面，前两位数表示甲氧基（—OCH₄）的近似百分含量，后两位数表示羟丙氧基（—OCH₂CHOHCH₃）的近似百分含量，均以干品计。

3. 英国产品型号也用数字表示，紧接在品名后，此数字表示该型号产品在 20℃ 2% 溶液的近似黏度（$10^{-6}\ m^2/s$）。

4.《中国药典》1990 版，未分型号，根据所含甲氧基和羟丙氧基的数量看，《中国药典》1990 版收载的本品与《美国药典》收载的 2208 2906 2910 型号接近。

泊洛沙姆

（poloxamer）

【别名】

普流罗尼克；poloxalkol；monolan；supronic；Polyvethylene propylene glycol；pluronic。

【分子式与相对分子质量】

HO(C₂H₄O)ₐ(C₃H₆O)ᵦ(C₂H₄O)ₐH；相对分子质量平均约为 1000～16000。各型号的相对分子质量和聚合度如下表。

表　泊洛沙姆相对分子质量和聚合度

泊洛沙姆型号	平均相对分子质量	a	b
124	2090～2360	12	20
188	7680～9510	80	27
237	6840～8830	64	37
338	12700～10400	141	44
407	9840～14600	101	56

【结构式】

$$HO\!-\!\!\left[C_2H_4O\right]_a \quad \left[CH\!-\!CH_2O\right]_b \quad \left[C_2H_4O\right]_a H$$
$$\quad\quad\quad\quad\quad\quad\quad | $$
$$\quad\quad\quad\quad\quad\quad\quad CH_3$$

【来源与制法】

本品为合成品。其合成方法是先将氧化丙烯缩合到丙二醇基上，再将氧化乙烯缩合到聚氧丙烯基的两端而制得的氧乙烯、氧丙烯嵌段聚合物。其共聚物分子中聚乙烯亲水链占 10%～80%，余下的则为聚氧丙烯亲脂链。不同的规格型号，所占比例各不相同。

【性状】

本品型号有多种，随聚合度增大，物态从液体、半固体至蜡状固体，从难溶于水的液体至易溶于水的固体，均有较高的 HLB 值。有些型号的产品如泊洛沙姆 124、188 等，在通常使用的浓度，实际上是无色、无臭、无味的。溶液可以高压蒸气灭菌不会分解破坏。分子中存在众多醚键,能与水的质子形成氢键。温度升高到一定程度对氢键破坏而出现起昙现象,10％水溶液的昙点在 80～90℃之间。有些型号的产品如泊洛沙姆 108,188,124,1％浓度昙点在 100℃以上。

多数型号的产品在水中易溶,溶解度随分子中氧乙烯含量的增加而增加。在矿物油中不溶,在乙醚和石油醚中几乎不溶,溶于无水乙醇、乙酸乙酯、氯仿。2.5％水溶液的 pH 值为5.0～7.5,注射用者 pH 值为 6.0～7.0。本品有一定的起泡性,1％水溶液,在 40℃时,400mg/min 的流速,泡沫高度为 600mm。水溶液在空气中较稳定,遇光则使 pH 值下降。

本品属于非离子表面活性剂,具有良好的乳化性,同系物中,聚氧丙烯含量越高,乳化性越好。其对矿物油和烷烃类的乳化性比对脂肪油的乳化性好。本品临界胶团浓度(CMC 值)约为 0.2％,胶团结构的分子数在 8 个以下。相对分子质量大的同系物具有在水溶液中形成凝胶(gels)的性质。本品对酸、碱水溶液和金属离子稳定。

【作用与用途】

泊洛沙姆(Px)为一大类非离子表面活性剂,具有上述各种优良性质。现已广泛用于制药工业,是一类优良的药物制剂新辅料,其作用与用途如下:

1.作乳化剂和稳定剂　用于制备乳剂,Px188 是制备静脉脂肪乳剂良好的乳化剂,形成O/W 型乳剂,用量 0.1％～5％。本品用量 0.2％,相当于豆磷脂用量 1％。用本品制备的乳剂,乳粒小,一般在 1μm 以下,吸收率高,物理性质稳定,不易分层,可热压蒸汽灭菌。

2.作增溶剂　本品可以因表面活性作用形成胶团增加多种难溶性药物的表观溶解度,如安定、消炎痛、灭滴灵、硝苯吡啶、地高辛、脑益嗪以及抗生素类等等。

3.作吸收促进剂　一方面由于本品使肠道蠕动变慢,药物在胃肠道中滞留时间增长,吸收增加,从而能提高口服制剂的生物利用度;另一方面,本品与皮肤相容性佳,增加皮肤通透性,可促进外用药剂的吸收。

4.作固体分散物载体　固体型号的产品可作为固体分散物的载体,如灰黄霉素、地高辛、洋地黄毒苷、保泰松等与本品制得的固体分散物,大大提高了这些药物的溶解度,促进这些药物的吸收。用量 2％～10％。

5.作乳膏剂、栓剂基质　固体型号的本品不但具可溶性,能促进药物的吸收,而且作基质使用可起到缓释与延效的作用。上市的产品有灰黄霉素乳膏剂、复方灭滴灵栓、消炎痛栓、阿司匹林栓等。常用量 4％～10％,有时高达 90％。

6.作缓释材料　相对分子质量大的固体产品,可用作黏合剂、包衣材料等,以制备片剂、胶囊剂、凝胶剂等。达到缓释、控释的目的,现已获得了较满意的效果。其用量 5％～15％。

7.其他　鉴于本品具有良好的增溶、乳化、润湿、去污作用以及对挥发性芳香油有良好的分散性,现已广泛用于香料工业、日化工业。用于制备各种香精、香波、洗涤剂、冷霜等产品。用量 0.3％～50％。

【应用实例】

1.精氨酸酶复合乳剂　取精氨酸酶 50mg 与麦芽糖 0.6g 一起溶于适量的磷酸缓冲液中作为内水相(W1);另取棉籽油 14g,肉豆蔻酸 2g,"nikkol so-10"11.0g,二鲸蜡醇磷酸酯5.0mg,丁羟基茴香醚 30.0mg 混合作为油相(O),在搅拌下缓缓加于含酶水相(W1)中,形成W1/O 型乳剂;再将此乳剂分散于含有泊洛沙姆 188(普流罗尼克 F-68)5.0g,枸橼酸钠 1.5g的水相(W2)1000g 中,即得 W1/O/W2 型复合乳剂。此例中本品作 W/O 型乳化剂。

2. 静脉脂肪乳剂(intravenous fat emulsion)　①处方:精制豆油 10%,精制豆磷脂 1.2%,甘油 2.5%,葡萄糖 5%,泊洛沙姆 0.20%。②制法:先用适量注射用水将豆磷脂和泊洛沙姆分散,然后加入豆油制成初乳,再加入甘油、葡萄糖的水溶液于乳匀机或胶体磨中制成 O/W型乳剂,过滤灌装,灭菌即得。③注释:本品与精制豆磷脂作混合乳化剂,可增强乳化剂作用和稳定剂。

3. 氯霉素混悬注射液　①处方:微晶氯霉素 25g,普流罗尼克 F68 0.3g,CMCNa 0.1g,PVP 0.5g,枸橼酸 0.5g,枸橼酸钠 0.02g,氯化苯齐松 0.01g,山梨醇 5g,卡浦卡因(carbo-caine)0.4g,注射用水加至 1000mL。②制法:先用注射用水将水溶性成分溶解,过滤至澄明,再将泊洛沙姆、CMCNa、PVP 分散于溶液中,后将微晶氯霉素加入,加注射用水至全量。搅拌均匀、灌封、灭菌即得。③注释:本品起湿润、稳定作用。

4. 亲水性软膏基质　山梨醇 25g,聚乙二醇 25g,泊洛沙姆 108 或 127 50g 加热熔融后冷却即得。软化点 42~52℃。

5. 复方水杨酸锌漱口剂　①处方:水杨酸锌 5.52g,NaF 0.5g,甘油 20.0mL,泊洛沙姆188 或 237 10g,吐温-80 1.0mL,糖精 0.5g,薄荷油 0.38mL,桂皮醛 0.9mL,丁香油 0.14mL,乙醇 52.6mL,着色剂 0.03g,蒸馏水加至 1000mL。②制法:先用适量蒸馏水溶解水溶性成分,将油溶性成分分散在乙醇中,再慢慢加入水溶液中,加水至全量搅匀,必要时过滤即得。③注释:本品对处方中难溶性成分起增溶、稳定作用。

6. 泊洛沙姆碘　本品与碘作用可制得泊洛沙姆碘,含有效碘 10%。这种碘伏(iodophor)在性质和作用方面非常相似于聚维酮碘(povidone-iodine),两种碘伏同浓度比较,前者游离的浓度比后者高两倍。制造方法也基本相同,可用固相或液相法反应而制得。

7. 过氧化氢凝胶　20.00% 普罗朗尼克 F-127,甘油(90%)40.00%,水 25.4%,H_2O_2(45%)14.30%,EDTA-2Na 0.005% 和薄荷香料 0.25%(质量百分比)。

【配伍变化】

与酚、雷锁辛、β-萘酚和羟基苯甲酸酯类有禁忌,取决于相应的浓度。

【安全性】

本品无毒,对皮肤、黏膜无刺激性、过敏性,人十分安全。五种动物口服的 LD_{50} > 15g/kg体重,10% 浓度对家兔眼无刺激性,兔和狗的齿龈未见刺激或充血。以 0.1g/kg 和 1.0g/kg剂量分别静脉注入狗和家兔,均未观察到毒性症状。5% 溶液静脉滴入小鼠和大鼠,其 LD_{50} 分别为 5.5g/kg 和 3.95g/kg,小鼠腹腔注射 LD_{50} 为 5~10g/kg 以0.5g/(kg·d)的剂量静脉给予家兔和狗,连续 14d,未显示毒性。大白鼠饲料中加入 3%~5% 本品饲养两年,也未见明显毒性症状。泊洛沙姆 188 在 0.001%~10% 浓度范围,用人血细胞在 25℃ 观察 18h 以上无溶血作用,作静脉乳剂的乳化剂和稳定剂很安全,在体内不参与代谢,90% 左右从肾排泄,10% 左右从胆汁分泌进入大便而排泄。

【贮运事项】

本品密封、避光,置于阴凉处。

【注释】

1. 泊洛沙姆为一系列的嵌段共聚物,相对分子质量在 1100~15000 范围,形态从液体、半固体至固体,目前上市的有 40 多种不同型号的商品,商品名为 pluronic。pluronic 后面的字母L 表示液体,P 表示半固体(膏状物),F 表示固体(片状物)。后面的数字,前一位或一两位表示疏水基相对分子质量记号,最后一位表示亲水基相对分子质量占全相对分子质量的百分比。例如:pluronic F68,F 表示本品为固体,6 为本品的疏水基相对分子质量记号,8 表示本品亲水基的相对分子质量占整个相对分子质量的 80% 左右。

2. pluronic 之后的三位数字,第一二两位乘以 10,表示本产品型号中聚氧丙烯的大约相对分子质量;第三位数乘以 10,表示聚氧乙烯占整个分子组成的百分率。如 poloxamer188:18×10＝180,即聚氧丙烯相对分子质量为 180 左右;8×10＝80,即聚氧乙烯相对分子质量占整个相对分子质量 8595 的 80% 左右。

3. 药剂中较常应用的一些泊洛沙姆型号及其理化参数见下表:

表　泊洛沙姆型号及理化参数

泊洛沙姆型号	相应于普流罗尼克型号	平均相对分子质量	熔点(℃)	黏度(>7℃,mPa·s)	HLB	相对密度
408	F128	12600	58	3100	22	1.08
407	F127	12220	58	3600	21.5	1.07
338	F108	14600	57	2800	27	1.07
333	P103	5800	37	500(60℃)	12.5	1.03
334	P104	5850	37.5	550	13	1.04
237	F87	7700	49	700	24	1.04
235	P85	4250	32	265	13.8	1.05
215	P75	4150	34	250	16.5	1.06
188	F68	8350	52	1000	29	1.06
182	L62	2500	30	400	7	1.03
124	L92	3400	26	700	4.5	1.03
108	F38	5000	48	260	30.5	1.07

淀粉甘醇酸钠

(sodium starch glycolate)

【别名】

羧甲基淀粉钠;淀粉乙醇酸钠;carboxymethylstarch sodium;CMCNa;SMC-S;primojel;explotab;sodiumcarboxymethyl starch。

【分子式与相对分子质量】

分子式:$O(C_8H_{10}O_7Na)$;相对分子质量:$(245.15n+16)_n$

【结构式】

【来源与制法】

本品是淀粉中大约 25％的葡萄糖单元引入羧甲基钠基团制得的多糖衍生物,是先将淀粉用氢氧化钠处理成碱淀粉。然后与一氯醋酸或丙烯腈反应得粗品,最后用硫酸洗去残存的一氯醋酸的氢氧化钠,经脱水、干燥而得。构成淀粉的葡萄糖的羟基与羧甲基形成醚键,这种键合称为置换度或醚化度。10 个葡萄糖有 3～5 个羧甲基及羧基置换,多数置换度为 0.3～0.5。

【性状】

本品为细微的白色无定形粉末,无臭,无味。置空气中易吸潮,溶于冷水形成网络结构的胶体溶液。2％水溶液 pH7.5。不溶于乙醇、乙醚等有机溶剂。水溶液在 80℃以上长时间加热则黏度降低。水溶液会被大气中细菌部分水解,黏度也会降低;水溶液在碱中稳定,在酸中较差。具有良好的亲水性、吸水性和膨胀性,膨胀为本身体积的 200～300 倍。颗粒本身不易破碎,具有优良的可压性和流动性。

【作用与用途】

本品在药剂中主要用作片、丸剂的崩解剂和黏合剂,以及液体药剂的助悬剂。作崩解剂优于淀粉和羧甲基纤维素钠,其一般用量 26％。本品外加比内加效果佳,与阳离子交换树脂合用其效果更为满意。用 10％本品制得的混悬剂,静置后的沉淀容积、外观以及重分散性都优于纤维素衍生物、硅酸镁铝、西黄芪胶、海藻酸盐、胶性二氧化硅以及其他变性淀粉,是内服液体制剂良好的助悬剂。本品也是食品添加剂,在食品工业中广泛用作增稠剂和乳化稳定剂,用于制造冰淇淋,防止面包老化等。本品在日化工业中,用于制造霜剂、香波等日化产品。

【应用实例】

1. 复方新诺明片　SMZ 200g,TMP 40g,淀粉 20g,制糊淀粉 11.5g,MS0.8％,外加淀粉 26g,外加 CMC-Na 1.5g。常法制成压片剂即得。本片可在 2min 内崩解。

2. 呋喃唑酮片　取呋喃唑酮 0.1g,淀粉(120 目)0.3g,12％淀粉浆适量,MS0.0025g,CMC-Na(80 目)0.005g。前两者混合,加 12％淀粉浆适量混合制粒,过 14 目筛,干燥后再过 14 目筛,最后加入 ms 与 CMC-Na,混匀,压片即得。制得片剂崩解度优良。

【配伍变化】

本品遇酸会析出沉淀,遇多价金属盐则生成不溶于水的金属盐沉淀。

【安全性】

本品无毒安全。每日允许摄入量未作限制性规定(FAO/WHO,1984),$LD_{50} \geqslant 1g/kg$(小鼠,经口)。

【贮运事项】

本品应密闭贮存于阴凉干燥处,防止吸潮。

聚乙二醇

(polyethylene glycol)

【别名】

聚氧乙烯二醇;碳蜡;PEG;macrogol;polyoxyethylene glycol。

【分子式与相对分子质量】

$HO(CH_2CH_2O)_nH$;平均相对分子质量为 200～8000。

【来源与制法】

本品是将乙烯乙醇与环氧乙烷在 NaOH 参与下,以大约 4 个大气压及温度 120～135℃ 中反应缩合而得的聚合物的混合物。其相对分子质量因聚合度不同而异。

【性状】

聚乙二醇-200、聚乙二醇-300、聚乙二醇-400 和聚乙二醇-600 在室温下为无色或近乎无色、澄明的黏性液体;而聚乙二醇-900、聚乙二醇-1000、聚乙二醇-1450、聚乙二醇-1500、聚乙二醇-3350、聚乙二醇-4000、聚乙二醇-4500、聚乙二醇-6000 和聚乙二醇-8000 为白色蜡状固体。本品在通常的环境下,不会水解和变质。随着相对分子质量的增加,在有机溶剂里的溶解度、水中溶解度、蒸汽压、吸湿性均降低;同时,凝固点、熔融范围、相对密度、闪点和黏度却增加。这类化合物都能溶解于水中形成澄明的溶液,也溶于许多有机溶剂中,但不溶于乙醚。

【作用与用途】

由于本品有广泛的溶解范围、兼容性、成膜性、增塑性、分散性等,在药剂中有以下几方面的应用:①较低相对分子质量的本品用作溶剂、助溶剂和油/水型乳剂的稳定剂,用于水混悬剂、乳剂、注射剂等的制造。②由于它们很稳定,对皮肤无刺激性而具润滑性,用作水溶性软膏基质和栓剂基质,制造乳膏剂、栓剂等。本品与肠液易混合,使基质中的药物更有效地被释放和吸收,用量也可减少,且贮存期较长,性质稳定,不易氧化、酸败。高相对分子质量的固体蜡状聚乙二醇常用于增加低相对分子质量液状聚乙二醇的黏度和热固性,以及补偿其他药物如水合氯醛等对基质熔点的降低作用。③对于水中不易溶解的药物,如氢化可的松、洋地黄毒苷、灰黄霉素、醋酸泼尼松龙、甲基睾酮、硫磺、十一烯酸、水杨酸等,本品可作固体分散剂的载体,以达到固体分散之目的,提高药物的溶出度或溶解度或增强药理活性。其用量根据具体剂型和制剂品种而定。④较高相对分子质量(4000,6000 等)的聚乙二醇是良好的包衣材料、亲水抛光材料、膜材和囊材、增塑剂、润滑剂和滴丸基质,用于片剂、丸剂、滴丸剂、胶囊剂、微囊剂等的制备。

本品在日化工业中也具有广泛的应用,主要用于制造霜剂、香波、香水、唇膏、牙膏等多种日化产品。

【应用实例】

1. 软膏基质　在水浴上加热 400g 聚乙二醇-3350 和 600g 聚乙二醇-400 至 65℃,让其冷却并搅拌至凝固。如果需要较硬的制剂,可取等量混合。如果这种基质中要掺和 6%～25% 的水溶液,可用 50g 硬脂醇取代 50g 聚乙二醇-3350。

2. 消炎痛水杨酸酯栓剂　消炎痛水杨酸酯 66.7mg,PEG-1500 700mg,PEG-6000 33.2mg,按常法制成栓剂即得。

3. 双层栓剂　栓心用 PEG-4000 作基质(熔程 54～55℃),栓外层用 PEG-4000 与 PEG-400 各 50% 作基质(熔点 40℃)。凡两种药物需要间隔一定时间产生作用的都可制成这种双层栓剂。

4. 痔疮栓　将人胎盘提取物干粉及聚乙烯二醇-4000 和聚乙烯二醇-1500 配制成栓剂,对痔疮有良好的疗效。

5. 不含溶剂的包衣材料　蔗糖苯甲酸酯 10%,虫胶 10%,鲸蜡醇 5%,PEG-4000 74.5%,食用色素 0.5%,共热至 110～140℃。熔化后直接喷于片剂表面包衣。

6. 薄膜包衣液　15g 聚乙二醇 4000,5g 醋酸纤维素,250mg 蓖麻油,300mg 司盘-80;50mg

DOC 黄 NO_{11}（喹啉黄），1g 环己氨磺酸钠（甜味剂），200mg 香草醛，1g 蜂蜡，12mL 乙醇，丙酮加至 100mL。常法制得。

7.硫酸亚铁微囊　取硫酸亚铁与 PEG-2000 混合物（含少量司盘-60），搅拌分散于热的液体石蜡中，冷却后，加入石油醚起凝集作用，获得相分离而形成 $250\sim500\mu m$ 直径的微囊，过滤，空气干燥即得。在囊材中增加适量硬脂酸镁，能加强微囊的流动性和稳定性。体外试验表明，约 90% 的药物在 5min 内释放，余下的在 1h 内全部释放。

8.甲硝唑牙用滴丸　按 1:5:0.06 的比例取甲硝唑、聚乙二醇-600 和吐温-80，常法制成滴丸。该滴丸溶解速度快、局部用药浓度高、作用持久，克服了口服制剂药物作用缓慢、肝脏的首过效应和胃肠道反应。

9.氧化乙烯灭菌指示剂　将滤纸浸于含有 $40\sim60g$ PEG-200，$40\sim60g$ PEG-400，$1\sim2.5g$ 4-(P-硝基苄基)吡啶，$1\sim1.5g$ 硫脲，水 $2\sim3mL$ 的混合液中，然后装入透明透气的薄膜袋中，氧化乙烯气体能透入。当达到灭菌温度时，指示剂由白色变为紫色，在恢复空气以后，指示剂由紫色变为无色，然后呈灰绿色。

10.氢氯噻嗪固体分散剂　按药物:载体为 1:9 的比例取氢氯噻嗪和聚乙二醇混合均匀，加热熔融，立即倒入冰水浴中的金属板上迅速冷却固化后，置干燥器内 24h，粉碎过 80 目筛制得。该分散剂的溶出速率和溶解度均大于物理混合物。

【配伍变化】

本品的化学活性主要在于两端的羟基，既能酯化又能醚化，所以不得与氧化剂、酸类，如碘、铋、汞、银盐、阿司匹林、茶碱衍生物等配伍。固体级别可与苯巴比妥形成水不溶性复盐。与一些酸性色素也发生配伍反应。可降低青霉素、杆菌肽等的抗菌活性和减小苯甲酸酯类防腐剂的抑菌效果。与酚、鞣酸、水杨酸配伍，可发生软化、液化。遇磺胺、蒽醌可发生色变。可使山梨醇从混合物中析出。塑料、树脂可被本品软化或溶解。能从薄膜包衣中发生迁移，可与片心成分相互作用。所以，在使用本品时应特别注意上述的配伍变化。

【安全性】

LD_{50} PEG-200:28.9mL/kg（大白鼠，口服），PEG-400:43.6g/kg（大白鼠，口服），PEG-800:>50g/kg（大白鼠，口服）。因此本品毒性低，允许作动物饲料和饮料水的添加剂。PEG-300 在注射液中的最大浓度建议约为 30%。浓度大于 40% 可见溶血作用。对皮肤的刺激作用较低，但当 PEG 类用作栓剂基质时由于其高渗性能引起局部刺痛。药物溶于 PEGs 中，这种副作用可增强。

【贮运事项】

本品宜置于密闭容器中，在干燥、阴凉处保存。还应注意防火，避免与热和氧化物接触。

【注释】

1.如果这类化合物燃烧，小火应该用二氧化碳或干燥化学灭火剂来扑灭，如果是大火应该用乙醇类泡沫灭火剂来扑灭。

2.较高相对分子质量的聚乙二醇在胃肠道无明显吸收，低相对分子质量的液状聚乙二醇可被吸收，大部分由尿中原形排出。注射后，较高相对分子质量的本品从尿中以原形迅速被排泄，低相对分子质量者排泄较慢，可部分被代谢。

微晶纤维素

（microcrystalline cellulose）

【别名】

cellulose microgranulare；cellulose gel；crystalline cellulose

【分子式与相对分子质量】

分子式：$(C_{12}H_{20}O_{10})_n$；相对分子质量：36000。$n \approx 110$。

【结构式】

【来源与制法】

本品是由植物材料纤维浆中的 α-纤维素与稀无机酸控制水解后，经喷雾干燥而得的多种粒径分布的干燥颗粒。

【性状】

本品为白色或类白色、无臭、无味、细微的晶状易流动的粉末。折光率 1.55，熔程 260～270℃（焦化），平均表观密度 0.28g/cm³，平均实密度 0.43g/cm³。不溶于水、稀酸和一般有机溶剂，在稀碱中部分溶解并膨胀，露置空气中仅吸收少量水分而无其他变化。本品混悬液呈中性。本品含水量不得超过 5.0%，氯化物含量不得超过 0.03%。细度：100 号筛网全部通过。本品遇湿特别敏感。使用前应经 80～100℃烘干 4h 后，密闭保存备用。

【作用与用途】

本品具有赋形、黏合、吸水膨胀等作用，在药剂中主要用作直接压片的黏合剂、崩解剂和填充剂，主要用于片剂的制造，通常用量在 15%～45% 之间。本品也是食品添加剂，在食品工业中用作抗结块剂、分散剂、黏结剂，用于奶油、冰和冰冻饮料食品的制造。

使用微晶纤维素作黏合剂的优点：一是具有较高的硬度（hardness），加入 0.5%～2% 微粉硅胶或 2%～5% 粉状纤维素（vitacel）可产生协同作用，在同一压力下，粒度越细，所得片剂硬度越高；二是使片剂具有更佳的脆性值（friability），使片剂粉末不易剥落，耐磨损；三是具有亲水亲油双重性，大量羟基可吸收水分，促进崩解，是优良的促崩解剂；四是黏合性能（binding ability）良好，纤维越长黏合力越强，水分含量越高黏合力越强，五是流动性能（flowability）良好，粒径越大流动性越佳，水分越低流动性越高。

【应用实例】

1. 利福平片　利福平 0.15g，微晶纤维素（100 目）0.125g，淀粉（120 目）0.02g，羧甲基纤维素钠（80 目）0.005g，铝镁原粉（100 目）0.025g，硬脂酸镁（60 目）0.009g。其制法是将各种原料混匀后直接压片。本片外观鲜红，1min 内崩解成雾状，有效期内含量不变，提高了药物的稳定性。

2. 咳必清片　咳必清（20～32 目）0.025g，微晶纤维素（100 目）0.025，淀粉（120 目）0.008g，铝镁原粉（100 目）0.015g，滑石粉 0.008g，硬脂酸镁 0.004g。其制法是将各辅料在

100℃烘干 4h 备用,然后将主药与铝镁原粉混匀后再与余下各辅料混匀压片,既解决了咳必清湿法制粒压片易吸潮而出现严重黏冲现象,同时外观洁美,崩解迅速。

3. 氨甲酰苯䓬　缓释片氨甲酰苯䓬200mg,微晶纤维素 20mg,pharmacoat 603(kollidone VA-64 80mg, poly OX 80mg,NaCl 80mg)12.5mg,月桂醇硫酸钠 6mg,硬脂酸镁 10.5mg。包衣材料:20mg 醋酸纤维素-328,16mg 醋酸纤维素-320,4mg PEG-400。包衣层用激光开 $750\mu m$ 的释药孔。

4. 布洛芬缓释片　布洛芬 440mg,乙基纤维素 7.3mg,微晶纤维素 22mg 和预胶化淀粉 14mg 混合;另取 PVP14.7mg,溶于水醇混合液 8.5g 中作黏合剂,与上述混合物混合制粒、干燥,再加入预胶化淀粉 8mg,微晶纤维素 7.3mg,硬脂酸镁 5mg,SiO_2 5mg 压片即得。

5. 破碎强度为 11~12kPa 的双层片剂　抗炎剂颗粒层含:布洛芬 200g,avicelIPH 102(微晶纤维素)65g,explotab 20g,羟丙基甲基纤维素 15mg。止痛药颗粒层含:12.5g 磷酸可待因,227.46g avicelIPH102 和 60.0mg 淀粉-1500。按常法制成两层片即得。

【配伍变化】

本品除对水分敏感的药物如阿司匹林、青霉素、维生素类等以外,几乎可与所有药物配伍。

【安全性】

本品无毒,一般认为是安全的。每日允许摄入量未作特殊规定(FAO/WHO,1975)。

【贮运事项】

本品宜置于密闭良好的容器中,贮存于阴凉干燥处。尤应防潮。

淀粉

(starch)

【别名】

amylum。

【来源与制造】

本品自植物中提得。《中国药典》1990 年版规定:本品系自禾本科植物玉米的颖果或大豆科植物木薯的块根中制得的多糖类颗粒。

【性状】

本品为白色粉末,无臭、无味。在冷水或乙醇中均不溶解。

【作用与用途】

本品在药剂中主要用作稀释剂、填充剂、黏合剂等。广泛用于片剂、丸剂、胶囊、散剂、糊剂等的制备。

【应用实例】

1. 强力霉素片　强力霉素 100g,淀粉 13g,淀粉(冲浆)4g,硬脂酸镁 1g。将强力霉素与淀粉混合均匀,加入 15%淀粉浆制成软材。制粒,80℃通风干燥。加硬脂酸镁,整粒。混合均匀后压制成 1000 片即得。

2. 痱子粉　麝香草酚 6g,薄荷脑 6g,薄荷油 6mL,樟脑 60g,水杨酸 11.4g,升华硫 40g,硼酸 85g,氧化锌 60g,淀粉 100g,滑石粉适量。常法制成散剂 1000g 即得。

3. 氧化锌水杨酸糊　水杨酸(细粉)20g,氧化锌(细粉)240g,淀粉 240g,凡士林 500g。常法制成糊剂即得。

4.淀粉海绵　淀粉 15g,蒸馏水 100mL。其制法是将淀粉与水混匀,在水浴上加热至 70℃左右,使成均匀透明糊状。倾于方盘中,在 -4~2℃冰冻约 48h,取出,用纱布包裹,在室温中自然解冻。然后轻压排出水分,按需要切成小块。依次浸入 70％乙醇中 1h,85％乙醇中 2h,95％乙醇中脱水 24h,取出。挤压排出乙醇,在 50℃下干燥,在 120℃下干热灭菌 1h 即可。

【安全性】

本品为食物,是安全的。

【贮运事项】

本品应置于密闭容器中,贮存于阴凉、通风、干燥处。本品细微粉尘暴露于明火或电火花,可导致粉尘爆炸。

硬脂酸镁

(magnesium stearate)

【分子式与相对分子质量】

分子式:$C_{36}H_{70}O_2Mg$;相对分子质量:559.27(平均)。

【结构式】

$[CH_3(CH_2)_{16}CO]_2Mg$

【来源与制法】

本品是将硬脂酸以 20 倍的热水溶解,加热到 90℃左右加入烧碱,制得稀皂液,再加入硫酸镁溶液进行复分解反应,得硬脂酸镁沉淀,用水洗涤,离心脱水,再在 100℃左右干燥而得。

【性状】

本品为白色疏松无砂性细粉,微有特臭,与皮肤接触有滑腻感,并易黏皮肤。熔点 88.5℃,不溶于水、醇、醚,微溶于热醇及苯。性质稳定,不自身聚合。

【作用与用途】

本品具有润滑、抗黏、助流等作用、在药剂中主要用作片剂、胶囊剂等的润滑剂、助流剂或抗黏剂。使用浓度为 0.25％~2.0％。

【应用实例】

1.维脑路通片　维脑路通 0.1g,微晶纤维素 0.03g,淀粉 0.01g,铝镁原粉 0.007g,硬脂酸镁 0.004g。

2.硫酸奎尼丁亲水凝胶骨架片　按每片用量计,取硫酸奎尼丁 300mg,羟丙基甲基纤维素 150mg,硬脂酸镁 9mg,以水为湿润剂制粒压片。

【配伍变化】

本品忌与碱性、酸性物质以及铁盐、强氧化剂配伍。

【安全性】

本品每日允许摄入量未作限制性规定(FAO/WHO,1973),一般公认为是安全的(FDA/182,1440,1985)。正常情况下使用,对健康人无害,聚集的粉尘有爆炸性。

【贮运事项】

本品应存放于阴凉、通风、干燥的地方,注意防潮,远离火源。不能与腐蚀性气体接触,也不能与有毒物和酸、碱混放。

【注释】

由于其疏水性,可延迟固体药物的溶出率,因此,要求使用量尽可能低。

明胶

(gelatia)

【别名】

白明胶;药用明胶;gelatina medicimalis。

【来源与制法】

本品是从动物的皮、白色连接组织和骨获得胶原,经部分水解而得到的产品。用酸法制得的明胶为 A 型,用碱法制得的明胶为 B 型。其主要成分为蛋白质,水解后的产物为氨基酸。

制造胶囊或包衣用的明胶,可以是着色的明胶(用合格的色素着色),可含≤0.15％二氧化碳,适量的月桂醇硫酸钠及适当的抑菌剂。同时还有以凝胶号数表示的多种凝胶强度(bloom strergth)的产品。

【性状】

本品为浅黄色或琥珀色半透明微带光泽的易碎固体。形状呈薄片、条状、碎片或粗细不等的粉末。颗粒大的颜色较深,颗粒小的颜色较浅。无臭,在干燥的空气中稳定,但受潮或溶液状态,易被微生物分解。在冷水中不溶,浸没于水中则膨胀,变软,可吸收本身质量5～10倍的水。能溶于热水,形成澄明溶液冷后则成为凝胶。还溶于醋酸、甘油和水的热混合液,不溶于乙醇、氯仿、乙醚、不挥发油和挥发油。

【作用与用途】

①用于硬胶囊、软胶囊和微囊材料。②片剂、丸剂的包衣材料。③栓剂基质。

【应用实例】

1. 空胶囊制法　从略。

2. L-胱氨酸-明胶滴丸　每丸中含白明胶 65％～80％,甘油或山梨醇 25％～30％,L-胱氨酸 20％～25％。按每天相等于 2g 明胶和 800mg L-胱氨酸剂量口服,在 70℃制成含有明胶 500mg,甘油或山梨醇 180mg,L-胱氨酸 200mg 的滴丸。每天服用 4 丸可刺激头发生长,抑制脂溢和增加头发中含硫蛋白质成分。

3. 消炎痛缓释微囊　取消炎痛 4g 于玻璃乳钵中,研磨后加入 20％明胶溶液 20mL,在 60℃水浴上继续研磨成均匀的混悬液然后加到 60℃液体石蜡中。搅拌时间、转速可根据所需囊粒大小而定。取样,在显微镜下检查,成囊状况良好后,用冷水浴冷却至 5℃,搅拌 10min,加入 5℃异丙醇 30mL。抽滤后将微囊置于 10％甲醛溶液 10mL 中于冰箱中放置 24h。分离微囊,用约 60mL 异丙醇,分 3 次洗涤微囊至无甲醛时,抽干,在空气中自然干燥,即得消炎痛微囊。

4. 幼儿麦迪霉素栓　取明胶 500g 浸于适量的蒸馏水内,软化后移至已知质量的烧杯中,加入甘油 500g。水浴加热至明胶溶解,蒸除过量水分,当减重至 1030～1050g 时滤过,冷凝待用。取上面制得的甘油明胶 400g 与甘油 500g 置烧杯中,水浴加热。在不断搅拌下加入麦迪霉素粉 40g,全溶后呈枯黄色透明液。趁热倒入 2g 的栓膜中,冷凝,蜡纸包装即得。

5. 抗酸胶囊　甘油 22.02kg,蒸馏水 34.13kg,二甲基聚硅氧烷(黏度 1.0Pa·s)10kg,明胶 43.85kg,甲醛-丙酮复合溶剂适量。将常法制得的胶囊用甲醛-丙酮(1:60)的溶液喷洒于胶囊上即得。

6. 治伤交联明胶　取明胶粉 10g,放入 100g 冰和 1g 水中,再加 0.5g 亚己基二异氰酸酯,于室温下搅拌 3h,再升温反应 3h 进行交联。滤出的颗粒用异丙醇洗涤,于 50℃干燥即得。本品每克能吸收 7.8g 水分,吸水后膨胀,但于冷热水中均不溶解。

【配伍变化】

1. 其水溶液能被醇、醚、鞣酸、三氯甲烷和汞盐析出沉淀。

2. 避免与蛋白质水解酶、细菌、增塑剂、防腐剂、电解质、表面活性剂、醇类、金属离子、阴阳离子聚合物及醛接触。

3. 不能在 40℃以上长时间加热,不能与过量的酸(pH2 以下)或过量的碱(pH10 以上)接触。

【安全性】

本品为天然的动物胶,无毒,一般认为是安全的(FDA/172,655,1985)。偶尔,含本品的注射液可致过敏反应。

【贮运事项】

本品置于密闭容器中,贮存于阴凉干燥通风处,严防受潮。

【注释】

明胶与阿拉伯胶之间的复合凝聚,则需要两者均不大于 2% 的浓度相同的溶液,温度为 40℃,根据包胶囊系统的情况,pH 值调整到 3.8～4.6。

滑石粉

(talc)

【别名】

精制滑石粉;purified talc。

【来源与制法】

本品为硅酸盐类矿物滑石族滑石,主要成分为含水硅酸镁〔$Mg_3(Si_4O_{10})(OH)_2$〕,经粉碎后,用盐酸处理,水洗、干燥而成。

【性状】

本品为白色或类白色、微细、无砂性的粉末,手摸有滑腻感。无臭、无味。本品在水、稀矿酸或稀氢氧化碱溶液中均不溶解。

【作用与用途】

本品具有润滑、抗黏、助流、吸湿等作用,在药剂中用作片剂、胶囊剂的润滑剂、助流剂、抗黏着剂;在散剂中作稀释剂、吸湿剂;在制备液体制剂时作吸附剂和助滤剂。一般使用量为 3%～6%。本品也用于日化工业,制备霜剂、香粉等化妆品。

【应用实例】

1. 普鲁卡因酰胺持续释放颗粒　取盐酸普鲁卡因酰胺(100 目)3.75kg,硬脂酸(20～40 目)1.25kg 在 90℃混合后,制成颗粒(16～40 目)。这种颗粒 1kg 再与 0.1kg 的滑石粉(直径 ≤10μm)在 75℃混合 10min,冷却即得。

2. 双氢可待因控释口服片　每片的组成为:酒石酸双氢可待因 600mg,无水乳糖 58.4mg,羟乙基纤维素 20.4mg,十六十八烷醇 62.6mg,滑石粉 2mg,硬脂酸镁 2mg,依法做成片剂。

该片体外试验,1,2,3 和 4h 主药释放分别为 43.9%,62.5%,75.4%,84.8%。

3.茶碱控释片剂 取茶碱 40g,以 21.8g 的聚葡萄糖润湿制粒。将熔融的 2.98g PEG-6000,1.45g PEG-1000 和 29g 十六醇的混合物加到热的干燥茶碱颗粒中,冷却后的混合物通过 16 目网筛,加入 1.0g 的滑石粉和 0.45g 的硬脂酸镁后压片,共制成 100 片。口服本片后,血浆中茶碱浓度达 2.1~3.3μg/mL,并可维持 3~12h,5~6h 达峰,4~8h 血浓度 ≥ 2.7μg/mL。

【配伍变化】

本品与季铵类化合物有配伍禁忌,对部分脂溶性激素有吸附作用。

【安全性】

本品对胃肠道有刺激性,被本品污染的组织易生肉芽肿,持久地吸入本品粉尘会致尘肺。

【贮运事项】

置密闭容器中,贮于阴凉干燥处。

十二烷基硫酸钠

(sodium dodecyl sulphate)

【别名】

月桂(醇)硫酸钠;sodiumLauryl sulphate;SDS;SLS

【分子式与相对分子质量】

分子式:$C_{12}H_{25}O \cdot SO_3Na$;相对分子质量:288.38。

【结构式】

$$[CH_3-(CH_2)_{10}-CH_2-O-\overset{\overset{O}{\|}}{\underset{\underset{O}{\|}}{S}}-O]^- \ Na^+$$

【来源与制法】

本品为烷基硫酸钠的混合物,主要含十二烷基酸钠,混合的氯化钠和硫酸钠不得大于 8%。本品是以椰子油的脂肪酸(主要是月桂酸),加氯催化形成相应的醇,然后用硫酸酯化,形成烷基二硫酸酯,在控制 pH 值的条件下与碱反应而制得。

【性状】

本品为白色或微黄色的结晶薄片或粉末,具有轻微的特臭,类似脂肪,味苦。易溶于水,1g 溶于 10mL 水中形成乳白色溶液。部分溶于乙醇,不溶于氯仿、乙醚和石油醚。酸值为零。

【作用与用途】

本品为阴离子表面活性剂,具有乳化、去垢、分散、湿润、起泡等作用,在酸、碱性溶液和硬水中均有效,故广泛用于医药、日化、纺织等工业。在药剂制造中广泛用作乳化剂、去污剂、分散剂、润湿剂、起泡剂,用于制片剂、颗粒剂、胶囊剂、乳膏剂、药物香波、皮肤清洁剂等。在日化工业中广泛用于制造药物牙膏、冷霜、洗涤剂等。

【应用实例】

1.直肠胶囊包衣乳剂 取十二烷基硫酸钠 8g,加水 6mL 溶解后滴加适量氢氧化钠液至澄明为止。加硬脂酸 6g,搅拌成均匀的乳剂即得。此工艺增加胶囊的润滑性,十二烷基硫酸钠主要起乳化、分散作用。

2. 滴虫净泡腾胶囊剂　甲硝唑 15g,苦参 5.75g,蛇床子 5.75g,枯矾 4.75g,硼酸 4.75g,乳糖 3.5g,酒石酸 5.5g,碳酸钠 6.5g,十二烷基硫酸钠 0.75g,鲸蜡醇硫酸钠 0.1g。其制法是将苦参和蛇床子去杂质洗净,烘干,粉碎并过 120 目筛后,在 140℃下干热灭菌 3h。处方中其余药粉研细过 120 目筛,再将两种药粉混合均匀,分装于 1 号空心胶囊中即得。十二烷基硫酸钠等表面活性剂起分散、起泡和稳泡作用,促进主药与患部不断发生动态接触,提高疗效。

3. 克霉唑霜　克霉唑 20g,硬脂酸 100g,单硬脂酸甘油酯 50g,白凡士林 50g,甘油 80mL,十二烷基硫酸钠 2.5g,液体石蜡 150g,三乙醇胺 2.5mL,95% 乙醇 50mL,蒸馏水加至1000mL,用溶媒转化法将克霉唑粉与基质混合即得。

4. 复方磺胺甲基异噁唑片　按处方总量 10 万片计,磺胺甲基异噁唑 40kg,甲氧苄氨嘧啶8kg,淀粉 4kg,8% 淀粉浆适量,十二烷基硫酸钠 50g,干淀粉 700g,硬脂酸镁 450g。将十二烷基硫酸钠加入淀粉浆中,干淀粉与硬脂酸镁混合后常法制成片剂。由于本品加入十二烷基硫酸钠,促进水分渗入,增加了片剂的润湿性,有利于片剂的崩解。

【配伍变化】

本品与阳离子表面活性剂反应失去作用,即使低浓度也会使其沉淀。它不像肥皂,能与稀酸、钙、镁离子配伍。与 pH 值低于 2.5 的酸、某些生物碱盐类有配伍反应,遇铅盐会沉淀。易使镀锡气雾剂容器腐蚀和穿孔。

【安全性】

本品无毒,安全。急性毒性实验:LD_{50} 1.0～2.7g/kg(大鼠,口服),210mg/kg(大鼠,腹腔注射),250mg/kg(小鼠,腹腔注射)。不能用于人体静脉注射配方。高浓度(>10%)对皮肤有刺激,低浓度则无刺激,未发现引起变应源皮肤过敏。按 Draize 法试验,眼能耐受的最大浓度为 20%,粉尘对眼及上呼吸道有刺激作用。

【贮运事项】

本品应密闭贮存于阴凉干燥处,避免吸入粉尘和与眼、皮肤接触。

聚山梨醇酯 80

(polysorbate80)

【别名】

聚氧乙烯失水山梨醇单油酸酯;吐温-80;tween-80。

【分子式与相对分子质量】

$C_{64}H_{124}O_{26}$;相对分子质量 1309.5。

【来源与制法】

本品是用山梨醇及其失水、双失水化合物的单油酸酯与约 20mol 的环氧乙烷在碱性条件下缩合而制得。用于酯化的油酸可能含有变量的其他脂肪酸。

【性状】

本品为澄明的淡黄色或琥珀色黏稠的油状液体,低温时成凝胶状,受热时复原。具有特殊的脂肪臭,味微苦涩。折光率 1.4756,闪点 110℃。与水、乙醇、甲醇、氯仿、乙醚和乙酸乙酯混溶。实际上不溶于液体石蜡和不挥发油,不溶于石油醚,质量浓度为 5% 的水溶液 pH6～8,HLB 值为 15。

【作用与用途】

本品作乳化剂、分散剂、稳定剂、增溶剂等,广泛用于医药、化妆品、食品等工业。

【应用实例】

1.电针乳剂　醋酸洗必泰 5g,乙醇 20mL,液体石蜡 200mL,液化酚 20mL,西黄芪胶 20g,金桂花夏露 100mL,吐温-80 40.0g,水加至 1000mL。将西黄芪胶置于乳钵中加醇润湿,依次加入吐温-80、液体石蜡,研匀后加水 120mL,迅速朝同一方向研成初乳,再将其他药物溶于适量水中并加入初乳内,继续朝同一方向研磨,加水至足量,研匀后分装于 10g 乳膏管中,封口即得。本制剂用于因高频电针疗法引起的灼烧感染效果极佳。

2.凝血质注射液　吐温-80 0.98g,聚氧乙烯蓖麻油 0.02g,NaCl 10.9g,半胱氨酸 0.1g,加蒸馏水至 100mL 溶解。然后将凝血质 0.5g 研磨,混悬于前述溶液中,常法制成注射液。吐温-80 起乳化、分散、增溶等作用。

3.薄荷水　取吐温-80 20mL,混合搅匀,在不断搅拌下加入乙醇 600mL,最后加入水至全量,并搅匀即得。吐温-80 在本制剂中主要起增溶和分散作用,使较长时间贮存而不致混浊。

参考文献

[1]崔福德.药剂学.第 5 版,北京:人民卫生出版社,2003.

[2]张汝华.工业药剂学.北京:中国医药科技出版社,1999.

[3]崔福德.药剂学(面向 21 世纪).北京:中国医药科技出版社,2002.

[4]上釜廉人,川岛嘉明,松田方久.最新药剂学.东京:厷川书店,2004.

[5]萧三贯.最新国家药用辅料标准手册.北京:中国医药科技电子出版社,2006.

(杜永忠)

附录二　新药制剂研究中相关指导原则

溶出度研究指导原则

溶出度系指药物从片剂或胶囊剂等固体制剂在规定溶液、时间等条件下溶出度的程度以相当于标示量的百分率表示。它是评价药品制剂质量的一个内在指标，是一种模拟口服固体制剂在胃肠道中的崩解和溶出的体外试验法。中国药典对溶出度应用的指导原则是：

（i）重点用于难溶性的药品品种，一般指在水中微溶或不溶的。

（ii）用于因制剂处方与生产工艺造成临床疗效不稳定的品种以及治疗量与中毒量相接近的口服固体制剂（包括易溶性药品），对后一种情况应控制两点溶出量（第一点不应溶出过多）。

（iii）检测方法的选择：转篮法，以 100r/min 为主；桨法，以 50r/min 为主。溶出量一般为45min 达 70%，第三法用于规格小的品种。

（iv）溶出介质应以水、0.1mol/L 盐酸、缓冲液（pH 值 3～8 为主）；若介质中加适量有机溶剂如异丙醇、乙醇等或加分散助溶剂如十二烷基硫酸钠（0.5% 以下），应有文献数据，并尽量选用低浓度，必要时应与生物利用度比对。

溶出度测定中首先应按规定对仪器进行校正，然后对研究的制剂溶出度测定进行方法学研究，如选择转速、介质、取样时间、取样点等。待以上条件确定后还应对在该测定条件下的线性范围、溶液稳定性等进行考察；如是胶囊剂、空心胶囊的影响也应考察。在研究新药制剂时，不论主药是否易溶于水，或是分散片，在工艺研究中均应对溶出情况进行考察，以便改进工艺。主药易溶于水的品种，如制剂过程不改变溶解性能，溶出度项目不一定订入标准中。如是仿制药，应与被仿制的制剂进行溶出度比较。

除另有规定外，测定时取样数量和对测定结果的判断均按现行版中国药典附录的规定进行。对研究的新药制剂应将测定方法、每份测定结果列出。测定中除按规定条件外，应注意介质的脱氧、温度控制，及取样位置等操作，在使用桨法时因为样品的位置不如转篮法固定，使检查结果可能产生较大差异，必要时进行两种方法的比较。

溶出度的均一性试验在规定取样点之前的点及小剂量制剂可能变异系数稍大，所以均一性试验应在规定取样点时测试。

稳定性研究指导原则

药品的稳定性是指原料药及制剂保持其物理、化学、生物学和微生物学性质，通过对原料药和制剂在不同条件(如温度、湿度、光线等)下稳定性的研究,掌握药品质量随时间变化的规律,为药品的生产、包装、贮存条件和有效期的确定提供依据,以确保临床用药的安全性和临床疗效。

稳定性研究是药品质量控制研究的主要内容之一,与药品质量研究和质量标准的建立紧密相关。稳定性研究具有阶段性特点,贯穿药品研究与开发全的过程,一般始于药品的临床前研究,在药品临床研究期间和上市后还应继续进行稳定性研究。

本文为一般性原则,具体的试验设计和评价应遵循具体问题具体分析的原则。

一、稳定性研究设计的考虑要素

稳定性研究的设计应根据不同的研究目的,结合原料药的理化性质、剂型的特点和具体的处方及工艺条件进行。

(一)样品的批次和规模

一般地,影响因素试验采用一批样品进行,加速试验和长期试验采用三批样品进行。

稳定性研究应采用一定规模生产的样品,以能够代表规模生产条件下的产品质量。原料药的合成工艺路线、方法、步骤应与生产规模一致;药物制剂的处方、制备工艺也应与生产规模一致。

稳定性研究中,原料药的供试品量应满足其制剂稳定性试验所要求的用量。口服固体制剂如片剂、胶囊应为 10000 个制剂单位左右。大体积包装的制剂(如静脉输液等)每批中试规模的数量至少应为各项试验所需总量的 10 倍。特殊品种、特殊剂型所需数量,视具体情况而定。

(二)包装及放置条件

稳定性试验要求在一定的温度、湿度、光照条件下进行,这些放置条件的设置应充分考虑到药品在贮存、运输及使用过程中可能遇到的环境因素。

原料药的加速试验和长期试验所用包装应采用模拟小包装,所用材料和封装条件应与大包装一致。药物制剂应在影响因素试验结果基础上选择合适的包装,在加速试验和长期试验中的包装应与拟上市包装一致。

稳定性研究中所用设备应能较好地对各项试验条件的要求的环境参数进行控制和监测。

(三)考察时间点

由于稳定性研究目的是考察药品质量随时间变化的规律,因此研究中一般需要设置多个时间点考察样品的质量变化。

考察时间点应基于对药品的理化性质的认识、稳定性趋势评价的要求而设置。如长期试验中,总体考察时间应涵盖所预期的有效期,中间取样点的设置要考虑药品的稳定性特点和剂型特点。对某些环境因素敏感的药品,应适当增加考察时间点。

(四)考察项目

稳定性研究的考察项目应选择在药品保存期间易于变化,并可能会影响到药品的质量、安全性和有效性的项目,以便客观、全面地反映药品的稳定性。根据药品特点和质量控制的要求,尽量选取能灵敏反映药品稳定性的指标。

一般地,考察项目可分为物理、化学、生物学和微生物学等几个方面。具体品种的考察项目设置应结合药品的特性进行。

（五）显著变化

稳定性研究中如样品发生了显著变化,则试验应中止。一般来说,原料药的"显著变化"应包括:

(1)性状,如颜色、熔点、溶解度、比旋度超出标准规定及晶型、水分等变化超出标准规定。

(2)含量测定超出标准规定。

(3)有关物质,如降解产物、异构体的变化等超出标准规定。

(4)结晶水发生变化。

一般来说,药物制剂的"显著变化"包括:

(1)含量测定中发生 5% 的变化;或者不能达到生物学或者免疫学检测过程的效价指标。

(2)药品的任何一个降解产物超出标准规定。

(3)性状、物理性质以及特殊制剂的功能性试验(如颜色、相分离、再混悬能力、结块、硬度、每揿给药剂量等)超出标准规定。

(4)pH 值超出标准规定。

(5)制剂溶出度或释放度超出标准规定。

（六）分析方法

评价指标所采用的分析方法应经过充分的验证,能满足研究的要求,具有一定的专属性、准确性、灵敏度、重现性等。

二、稳定性研究的试验方法

根据研究目的和条件的不同,稳定性研究内容可分为影响因素试验、加速试验、长期试验等。

（一）影响因素试验

影响因素试验是在剧烈条件下进行的,目的是了解影响稳定性的因素及可能的降解途径和降解产物,为制剂工艺筛选、包装材料和容器的选择、贮存条件的确定等提供依据。同时为加速试验和长期试验应采用的温度和湿度等条件提供依据,还可为分析方法的选择提供依据。

影响因素试验一般包括高温、高湿、光照试验。一般将原料药供试品置适宜的容器中(如称量瓶或培养皿),摊成≤5mm 厚的薄层,疏松原料药摊成≤10mm 厚的薄层进行试验。对于制剂产品,一般采用除去内包装的最小制剂单位,分散为单层置适宜的条件下进行。如试验结果不明确,应加试两个批号的样品。

对于某些制剂,如软膏、注射液,应提供低温条件下的试验数据(如注射剂的冻融试验),以确保在低温条件下的稳定性。对于需要溶解或者稀释后使用的药品,如注射用粉针剂、溶液片剂等,还应考察临床使用条件下的稳定性。

1. 高温试验　供试品置密封洁净容器中,在 60℃ 条件下放置 10d,于第 5d 和第 10d 取样,检测有关指标。如供试品发生显著变化(如制剂含量下降 5%),则在 40℃ 下同法进行试验。如 60℃ 无显著变化,则不必进行 40℃ 试验。

2. 高湿试验　供试品置恒湿密闭容器中,于 25℃、RH90%±5% 条件下放置 10d,在第 5d 和第 10d 取样检测。检测项目应包括吸湿增重项。若吸湿增重 5% 以上,则应在 25℃、RH75±5% 下同法进行试验;若吸湿增重 5% 以下,且其他考察项目符合要求,则不再进行此项试验。

恒湿条件可以通过在密闭容器下部放置饱和盐溶液来实现。根据不同的湿度要求,选择 NaCl 饱和溶液(15.5~60℃,RH75%±1%)或 KNO₃ 饱和溶液(25℃,RH92.5%)。

3. 光照试验　供试品置装有日光灯的光照箱或其他适宜的光照容器内,于照度 4500Lx±500Lx 条件下放置 10d,在第 5d 和第 10d 取样检测。

以上为影响因素稳定性研究的一般要求。根据药品的性质必要时可以设计试验,探讨 pH 值、氧、冷冻等其他因素对药品稳定性的影响。

(二)加速试验

加速试验是在超常条件下进行的,目的是通过加快市售包装中药品的化学或物理变化速度来考察药品稳定性,对药品在运输、保存过程中可能会遇到的短暂的超常条件下的稳定性进行模拟考察,并初步预测样品在规定的贮存条件下长时间内的稳定性。

加速试验一般取拟上市包装的三批样品进行,建议在比长期试验放置温度至少高 15℃ 的条件下进行。一般可选择 40℃±2℃、RH75%±5% 条件下,进行 6 个月试验。在试验期间第 0、1、2、3、6 个月末取样检测考察指标。如在 6 个月内供试品经检测不符合质量标准要求或发生显著变化,则应在中间条件 30℃±2℃、RH65%±5% 同法进行 6 个月试验。

对采用不可透过性包装的含有水性介质的制剂,如溶液剂、混悬剂、乳剂、注射液等的稳定性研究中可不要求相对湿度。对采用半通透性的容器包装的药物制剂,如多层共挤 PVC 软袋装注射液、塑料瓶装滴眼液、滴鼻液等,加速试验应在 40℃±2℃、RH20%±5% 的条件下进行。

乳剂、混悬剂、软膏剂、糊剂、凝胶剂、眼膏剂、栓剂、气雾剂、泡腾片及泡腾颗粒等制剂宜直接采用 30℃±2℃、RH65%±5% 的条件进行试验。

对温度敏感药物(需在冰箱中 4~8℃ 冷藏保存)的加速试验可在 25℃±2℃、RH60%±5% 条件下同法进行。需要冷冻保存的药品可不进行加速试验。

(三)长期试验

长期试验是在上市药品规定的贮存条件下进行,目的是考察药品在运输、保存、使用过程中的稳定性,能更直接地反映药品稳定性特征,是确定有效期和贮存条件的最终依据。

取三批样品在 25℃±2℃、RH60%±10% 条件进行试验,取样时间点在第一年一般为每 3 个月末一次,第二年每 6 个月末一次,以后每年末一次。对温度敏感药物的长期试验可在 6℃±2℃ 条件下进行试验,取样时间同上。

(四)药品上市后的稳定性研究

药品在注册阶段进行的稳定性研究,一般并不能够完全代表实际生产产品的稳定性,具有一定的局限性。采用实际条件下生产的产品进行的稳定性考察的结果,是确定上市药品稳定性的最终依据。

在药品获准生产上市后,应采用实际生产规模的药品继续进行长期试验,必要时还应进行加速试验和影响因素试验。根据继续进行的稳定性研究的结果,对包装、贮存条件和有效期进行进一步的确认。

药品在获得上市批准后,可能会因各种原因而申请对制备工艺、处方组成、规格、包装材料等进行变更,一般应进行相应的稳定性研究,以考察变更后药品的稳定性趋势,并与变更前的稳定性研究资料进行对比,以评价变更的合理性。

四、稳定性研究结果的评价

药品稳定性的评价是对稳定性研究中的各项试验,如影响因素试验、加速试验、长期试验中得到的药品稳定性信息进行系统的分析和结果判断。

(一)贮存条件的确定

新药注册申请应综合影响因素试验、加速试验和长期试验的结果,同时结合药品在流通过程中可能遇到的情况进行综合分析。选定的贮存条件应按照规范术语描述。

(二)包装材料/容器的确定

一般先根据影响因素试验结果,初步确定包装材料和容器,结合加速试验和长期试验的稳定性研究的结果,进一步验证采用的包装材料和容器的合理性。

(三)有效期的确定

药品的有效期应综合加速试验和长期试验的结果,进行适当的统计分析得到,最终有效期的确定一般以长期试验的结果来确定。

由于试验数据的分散性,一般应按 95％ 可信限进行统计分析,得出合理的有效期。如三批统计分析结果差别较小,则取其平均值为有效期,如差别较大则取其最短的为有效期。若数据表明测定结果变化很小,表明药品是很稳定的,则可以不做统计分析。

五、名词解释

有效期:系指一段时间内,市售包装药品在规定的储存条件下放置,药品的质量仍符合注册质量标准。

批次:指按相同的生产工艺在一次生产过程中生产的一定数量的原料药或制剂,其药品质量具有均一性。

上市包装:上市销售药品的内包装和其他层次包装的总称。

六、包装材料选用指导原则

药品的包装材料、容器是药品的组成部分,分为直接接触药品的包装材料(以下简称内包装)和外包装。内包装不仅是药物的承载体,同时直接影响药品质量的稳定。外包装一般主要起方便运输和物理防护的作用。

　　包装材料对保证药品质量稳定发挥作用,包装材料的选择注意考虑以下方面:①包装材料需有助于保证制剂质量在一定时间内保持稳定。对于光照或高湿条件下不稳定的制剂,可以考虑选择避光或防潮性能好的包装材料。②包装材料需和制剂有良好的相容性,不与制剂发生不良相互作用。液体或半固体制剂可能出现药物吸附于内包装表面,或内包装中某些组分浸出到溶液中等问题,引起制剂含量下降或产生安全性方面的问题,对这些制剂包装材料的选择必要时需进行详细的研究。由于塑料类包装材料生产过程中添加的增塑剂在血浆、乳剂中比在水溶液中更容易浸出,血浆制品、乳剂采用这些包装材料时需要详实的研究资料的支持。③与制剂生产工艺相适应。例如,静脉注射液等无菌制剂的内包装需满足热压灭菌、射线灭菌等工艺的需要。④对于包含定量给药装置的内包装,需要保证定量给药的准确性和重现性。

　　内包装需从已符合国家药用包装材料标准,并获得注册证的材料中选择。在选择内包装时,可以通过对同类药品及其包装材料进行相应的文献调研,为证明包装材料选择的可行性提供依据,并通过加速试验和长期留样试验对药品和内包装相容性进一步进行考察。

　　在某些特殊情况或文献资料不充分的情况下,需要进行药品与内包装相容性的考察。采用新的包装材料,或特定剂型,在包装材料的选择研究中除进行稳定性实验需要进行项目外,还需根据上述包装材料选择考虑的因素增加特定考察项目。如药品有明显吸湿性的,需要考察选择的包材的抗水分透过能力。对输液及凝胶剂等溶液剂或半固体制剂,需注意考察容器的水蒸汽的透过作用。对含乙醇的液体制剂,需要注意乙醇对包装材料的影响。上述研究结果为制剂包装材料的选择提供了依据,同时也为药品质量标准中是否增加特殊的检查项目提供参考。例如,滴眼液或静脉输液等与包装材料相容性研究结果显示包材中可浸出物含量低于公认的安全范围,且长期稳定性实验结果也证明这些浸出物水平在贮藏过程中基本恒定,没有增加,这种情况下可以不再增加对制剂中可浸出物的检查和控制。

附录三　药剂学主要参考书与期刊

一、参考书

1. 崔福德. 药剂学实验指导. 北京：人民卫生出版社，2011
2. 蒋新国. 脑靶向递药系统. 北京：人民卫生出版社，2011
3. 刘建平. 生物药剂学与药物动力学. 北京：人民卫生出版社，2011
4. 姚静. 药用辅料应用指南. 北京：中国医药科技出版社，2011
5. 朱家壁. 现代生物药剂学. 北京：人民卫生出版社，2011
6. 凌沛学. 眼科药物与制剂学. 北京：中国轻工业出版社，2010
7. 中华人民共和国药典编委会. 中国药典. 北京：中国医药科技出版社，2010
8. 郭圣荣. 药用高分子材料. 北京：人民卫生出版社，2009
9. 蒋新国. 生物药剂学与药物动力学. 北京：高等教育出版社，2009
10. 李亚琴，周建平. 药物制剂工程. 北京：化学工业出版社，2008
11. 杨凤琼. 实用药物制剂技术. 北京：化学工业出版社，2009
12. 龙晓英. 药学图表解丛书药剂学图表解. 北京：人民卫生出版社，2008
13. 孙振球. 医学统计学. 北京：人民卫生出版社，2008
14. 薛大权. 药物制剂生产工艺与注解. 北京：化学工业出版社，2008
15. 薛大权. 药剂学学习与解题指南. 武汉：华中科技大学出版社，2008
16. 梁文权. 生物药剂学与药物动力学学习指导与习题集. 北京：人民卫生出版社，2007
17. 周建平. 药剂学实验与指导. 北京：中国医药科技出版社，2007
18. 邓意辉，徐晖译. 脂质体. 北京：化学工业出版社，2007
19. 稽汝运，张天禄. 中国药学会. 药学大辞典. 上海：上海科技出版社，2006
20. 李汉蕴. 药物制剂包衣原理工艺及设备. 北京：中国医药科技出版社，2006
21. 谢秀琼. 中药新制剂开发与应用. 北京：人民卫生出版社，2006
22. 严永清. 中药现代研究的思路与方法. 北京：化学工业出版社，2006
23. 陆彬. 药物新剂型与新技术. 北京：人民卫生出版社，2005
24. 李玉宝. 纳米生物医药材料. 北京：化学工业出版社，2004
25. 李越中. 药物微生物技术. 北京：化学工业出版社，2004
26. 孟令芝. 有机波谱分析. 武汉：武汉大学出版社，2004
27. 潘卫三. 新药制剂技术. 北京：化学出版社，2004
28. 苏德森，王思玲. 物理药剂学. 北京：化学工业出版社，2004
29. 沈映君. 中药药理学. 上海：上海科学技术出版社，2004
30. 屠锡德. 药剂学. 北京：人民卫生出版社，2004

31.魏树礼.生物药剂学与药物动力学.北京:北京大学医学出版社,2004

32.熊宗贵.生物技术制药.北京:高等教育出版社,2004

33.郑衍等.药物生物信息学.北京:化工出版社,2004

34.陈建海.药用高分子材料与现代药物.北京:科学出版社,2003

35.高申.现代药物新剂型新技术.北京:人民军医出版社,2003

36.刘昌孝.实用药物动力学.北京:中国医药科技出版社,2003

37.陆彬.药剂学.北京:中国医药科技出版社,2003

38.孙利华.药物经济学与新药研究开发.北京:化学工业出版社,2003

39.郑俊民译.片剂包衣的工艺和原理.北京:中国医药科技出版社,2003

40.屠锡德等.药剂学.北京:人民卫生出版社,2002

41.上海医药工业研究院药物制剂研究室.药用辅料应用技术.北京:中国医药科技出版社,2002

42.元英进.中药现代化生产关键技术.北京:化学工业出版社,2002

43.平其能.现代药剂学.北京:中国医药科技出版社区规划,2001

44.徐叔云.临床药理学.北京:人民卫生出版社,2001

45.成肇智.中医药英语.北京:人民卫生出版社,2000

46.薛大权.实用片剂制备指南.武汉:武汉出版社,2000

47.徐文方.新药设计原理与方法.北京:中国医药科技出版社,2000

48.仇百缀.药物设计学.北京:高等教育出版社,1999

49.蔡鸿生.临床药剂学.武汉:湖北科技出版社,1998

50.屠锡德.生物药剂学.北京:中国医药科技出版社,1998

二、期刊杂志

1. 英文期刊

Advanced Drug Delivery System,*Journal of Controlled Release*,*Molecular Pharmaceutics*,*Pharmaceutical Research*,*International Journal of Pharmaceutics*,*European Journal of Pharmaceutical Science*,*European Journal of Pharmaceutics and Biopharmaceutics*,*Journal of Pharmaceutical Science*,*Journal of Pharmacy and Pharmacology*,*Drug Devolopment and Industrial Pharmacy*,*Chemical and Pharmaceutical Bulletin*,*Biological and Pharmaceutical Buttetin*,*Journal of Pharmacokinetics and Biopharmaceutics*,*American Journal of Hospital Pharmacy*,*Journal of Microencapsulation*,药剂学(日文)

2. 中文期刊

《中国药学杂志》、《中国医药工业杂志》、《中国医院药学杂志》、《中国中药杂志》、《中成药》、《中草药》、《药学进展》、《药学情报通讯》、《国外医学—药学分册》、《现代应用药学杂志》、《中国药科大学报》、《沈阳药学院学报》、《华西药学杂志》、《西北药学杂志》《国外医药—合成药、生化药、制剂分册》

（胡瑜兰）

附录四　英文论文选读

Sustained release of ATP encapsulated in chitosan oligosaccharide nanoparticles

Yong-Zhong Du * ·[a], Xiao-Ying Ying[a], Ling Wang[a],

You Zhai[a], Hong Yuan[a], Ri-Sheng Yu[b] and Fu-Qiang Hu[a]

[a]College of Pharmaceutical Sciences, Zhejiang University, 388 Yuhangtang Road, Hangzhou 310058, China.

[b] Department of Radiology, The Second Affiliated Hospital, Zhejiang University School of Medicine,

Hangzhou 310009, China.

* Corresponding author: Tel: 86-571-88208439; Fax: 86-571-88208439; E-mail: duyongzhong@zju.edu.cn

Abstract: The chemical crosslinked chitosan oligosaccharide (CSO) nanoparticles containing ATP/CSO ionic complex nano-components were prepared using combination techniques of W/O miniemulsion, chemical cross-linking and ionic complexation. The resulted nanoparticles had about 110nm diameter and 20 mV surface zeta potential. The ATP loading efficiencies in nanoparticles could reach up to $40.6\% \sim 69.5\%$. It was found the ATP loading efficiency increased with increasing the amount and molecular weight of chitosan oligosaccharide, and decreased with increasing molar ratio of glutaraldehyde to chitosan oligosaccharide. In vitro ATP release from chemical crosslinked CSO nanoparticles could continue for 24h, and could also be adjusted by the amount and molecular weight of CSO, and the molar ratio of glutaradehyde to CSO. The higher molecular weight and smaller amount of CSO, and the lower molar ratio of glutaradehyde to CSO led the slower ATP release rate. Furthermore, it was also found the CSO nanoparticles could be uptaken by HepG-2 tumor cells, and could be applied for intracellular drug delivery.

Key words: Chitosan Oligosaccharide, ATP, Nanoparticles, Ionic complex, Controlled release

1　Introduction

In recent years, the developments of ingenious nanoparticles with special structure and component have attracted increasing attention for their potential applications in medical (Sengupta et al., 2007; Kim et al., 2008; Peer et al., 2008; Wei et al., 2008; Griset et al., 2009; Rosenholm et al., 2009), diagnose (Gao et al., 2008; Qian et al., 2008) and biotechnological area (Du et al., 2004; Du et al., 2005).

Magnetic resonance imaging is an important approach of molecular images for disease diagnosis (Zabow et al., 2008). Magnetic resonance spectroscopy (MRS) is a main progress of magnetic resonance technology (Solga et al. , 2005; Cecil. , 2006). ^{31}P-MRS diagnoses the disease of liver through examining the energy metabolism change of liver, which displays the change of phosphide metabolism (Niemann et al. , 2005). Because there was no obvious difference of the content of phosphomonoesterase (PME), phosphodiesterase (PDE) and adenosine triphosphate (ATP) between normal hepatic tissue and hepatopathy tissue in vivo, the ^{31}P-MRS was only used in vitro (Corbin et al. , 2003; Corbin et al. , 2004). Targeting delivery is an effective approach for molecular imaging (Jaffer et al. , 2005; Geninatti Crich et al. , 2006; Kobayashi et al. , 2006; Schroder et al. , 2006). Targeting delivery of ATP to normal hepatic tissue or hepatopathy tissue may be an effective technology for the diagnosis of liver disease by ^{31}P-MRS. The hepatic targeting could be reached by galactosylation of active reagent or carrier material, due to the less expression of asialoglycoprotein receptor on the cellular membrane of hepatoma carcinoma cell (Kim et al. , 2005; Kim et al. , 2006). However, the sustained release of hydrophilic drug with low molecular weight such as ATP is still a challenge (Ubrich et al. , 2004), which can reduce the loss of active reagent in the systemic circulation, and improve the targeting efficiency.

Many efforts were made to improve the poor drug encapsulation efficiency and rapid release of the water-soluble drug with the help of the nanoparticles or microspheres, however only few works were achieved. Chavanpatil et al. (Chavanpatil et al. , 2007) investigated a novel polymer-surfactant nanoparticle formulation, using the anionic surfactant Aerosol OT^{TM} (AOT) and polysaccharide polymer alginate, for sustained release of water-soluble drugs. Weakly basic molecules like methylene blue, doxorubicin, rhodamine, verapamil and clonidine could be encapsulated efficiently in AOT-alginate nanoparticles. In vitro release studies indicated that nanoparticles released 60% ~ 70% of the encapsulated drug over 4 weeks, with near zero-order release during the first 15 days. Studies with anionic drug molecules demonstrated poorer drug encapsulation efficiency and more rapid drug release than those observed with basic drugs.

Direct encapsulation of water-soluble drug into silica microcapsules was facilely achieved by a sol-gel process of tetraethoxysilane (TEOS) in W/O emulsion with hydrochloric acid (HCl) aqueous solution containing Tween 80 and drug as well as cyclohexane solution containing Span 80 (Wang et al. , 2008). Two water-soluble drugs of gentamicin sulphate (GS) and salbutamol sulphate (SS) were successfully encapsulated into the voids of silica microcapsules. In vitro release behavior of drug in simulated body fluid (SBF) revealed that such system exhibited excellent sustained release properties.

Composite double-walled microspheres with biodegradable poly(L-lactic acid) (PLLA) shells and poly(D, L-lactic - co-glycolic acid) (PLGA) cores were fabricated with highly water-soluble etanidazole entrapped within the core as solid crystals (Lee et al. , 2002). The delivery system was able to achieve higher entrapment efficiency for a highly water-soluble drug along with release profiles that contained a time lag.

Chitosan, a natural polysaccharide, consists of 2-amino-2-deoxy-(1-4b)-D-glucopyranose residues (D-glucosamine units) and N-acetyl-D-glucosamine units, which obtained from chitin by deacetylation (Kean et al., 2005). Chitosan was generally regarded as non-toxic, biocompatible and biodegradable, and was widely accepted as a material of drug delivery carriers. In recent years, many researchers focused on the water-soluble chitosan with lower molecular weight, chitosan oligosaccharide (CSO), to reduce the viscosity, toxicity, and improve the solubility under physiological condition (Feng et al., 2004; Zhang et al., 2004).

In this study, the chemical cross-linked chitosan oligosaccharide (CSO) nanoparticles encapsulating ATP were prepared by combination techniques of water-in-oil (W/O), miniemulsion, chemical cross-linking and ionic complexation to gain the controlled and sustained release of ATP. The amount and molecular weight of CSO, and the molar ratio of crosslinker (glutaradehyde) to CSO were taken account to the controlled release of ATP from nanoparticles. Using HepG-2 cells as the model cell, the cellular uptake ability of the nanoparticles was also evaluated.

2　Materials and methods

2.1　Materials

95% deacetylated chitosan (Mw=450 kDa) was supplied by Yuhuan Marine Biochemistry Co., Ltd., Zhejiang, China. Adenosine triphosphate (ATP) and hydrochloric acid were purchased from Hangzhou Meiya Biotechnical Co. Ltd. and Hangzhou Chemical Reagent Co. Ltd., China, respectively. Sodium Hydroxide, Dichloromethane, Petroleum benzene were obtained from Hangzhou Xiaoshan Chemical Reagent Co. Ltd., Hangzhou Shuanglin Chemical Reagent Co. Ltd. and Hangzhou Petroleum Refinery, China, respectively. Potassium dihydrogen phosphate, Diethyl ether anhydrous, n-Hexane and Glutaraldehyde solution 25% were supplied by Sinopharm Chemical Reagent Co.,Ltd. Span 80 and Tween 80 were both purchased from Wenzhou Qingming Chemical Co.,Ltd., China. All other solvents were of analytical or chromatographic grade.

2.2　Preparation of Chitosan oligosaccharide (CSO)

Chitosan oligosaccharide (CSO) was obtained by enzymatic hydrolysis of chitosan (Du et al., 2009). 50g of chitosan was dispersed in 2L deionized water (DI water), and 18 mL of 36.5% (w/v) hydrochloric acid was added, then the temperature of the mixture was raised up to 55℃ and kept for 2h, and 1g chitosanase was then added. The reaction time of hydrolysis was controlled by molecular weight measurement of chitosan, performed by gel permeation chromatography (GPC). After the reaction, the temperature of the mixture was raised up to 80℃, stirred for 30 min to completely inactivate the chitosanase. 0.3% (w/v) active carbon was then added. After stirring another 30 min, the mixture was centrifuged for 10 min under 4000 rpm. The supernatant was filtered through the Millipore filter (0.45μm), and the low molecular weight chitosan, chitosan oligosaccharide (CSO) was obtained by lyophilization. The molecular weight of final chitosan oligosaccharide (CSO) was determined by gel permeation chromatography (GPC) with TSK-gel column (G3000SW, 7.5mm I. D. ×30cm) at 25℃. Master samples of polysaccharide with different molecular weight (Mw= 1.0, 5.9, 11.8, 22.8, 47.3, 112, 212 kDa) were dissolved in acetate buffer solution (pH 6.0, the mobile phase), and their final concentrations were set to 1.0mg • mL^{-1}. Calibration curve was performed by means of polysaccharide samples using the integral molecular weight distribution method. The weighted lyophilized powder of CSO was dissolved in acetate buffer solution (pH 6.0) with a final concentration of 1.0mg • mL^{-1}. 10 μL of the sample was chromatographed with a flow rate of 0.8mL • min^{-1}. The molecular weight of CSO was then calculated from the calibration curve. The CSO with 5 kDa, 11 kDa and 18 kDa weight average molecular weight were used in the preparation of chitosan oligosaccharide nanoparticles.

2.3 Preparation of chitosan oligosaccharide nanoparticles loading ATP

The chemical cross-linked chitosan oligosaccharide (CSO) nanoparticles encapsulating ATP was prepared by combination techniques of water-in-oil (W/O), miniemulsion, chemical cross-linking and ionic complexation. 0.1~0.2g chitosan, 0.01g ATP and 0.1g Tween 80 were dissolved in 10mL phosphate buffered saline (PBS) solution (pH 7.4). The PBS solution was added into 90mL hexane solution containing 1% (w/v) Span 80, and the mixture was agitated for 10min under 400rpm by magnetic stirrer to prepare W/O pre-emulsion. The pre-emulsion was then treated by ultrasonic for 20 circulations (600W, working 2s following stopping 3s) to prepare W/O miniemulsion. After the addition of glutaraldehyde (the amounts was 10, 20, 30 times of the molar number of chitosan), the crosslink reaction of chitosan was conducted under magnetic stirrer at 60℃ for 4h. In order to form ATP/chitosan complex in crosslinked chitosan oligosaccharide nanopartilces, the pH of intra water phase was adjusted by the addition 500 μL of 1 N chlorhydric acid solution. The nanoparticles dispersion was then washed thrice with petroleum benzin by the help of centrifugation (20, 000rpm, 15min) to remove the hexane and water, and used for the further research.

As a control, the chitosan oligosaccharide microparticles were prepared by the same preparation condition without the ultrasonic treatment.

2.4 Determination of particle size and zeta potential

The size and zeta potential of W/O miniemulsion and final chitosan oligosaccharide nanoparticles were determined by Zetasizer (3000HS, Malvern Instruments Ltd. , UK). The size of chitosan oligosaccharide microparticles was determined by laser particle diameter (Winner 2000Z, Jinan Micro-nano instrument LTD. Co. , China). The samples of miniemulsion were diluted by hexane. The samples of CSO nanoparticles and microparticles were prepared after the nanoparticles dispersion washed thrice with petroleum benzin by the help of centrifugation, and re-dispersed in DI water.

2.5 TEM observation of nanoparticles

The morphology of CSO nanoparticles was examined by transmission electronic microscopy (TEM, TECNAI 10, PHILIPS, Dutch). A drop of nanoparticles dispersions was dropped onto a copper grid without any staining. The air-dried samples were then directly observed under the transmission electronic microscopy.

2.6 Determination of ATP content and ATP loading efficiency in CSO nanoparticles

The ATP content was determined by ultraviolet spectrophotometry. The UV wave length was set at 259nm. The calibration curve of UV absorbance against ATP concentration was obtained using ATP PBS solution (pH 7.4). The UV absorbance of PBS was used as a blank. The good linear correlation was obtained in the range of $0.05 \sim 0.035$ mg $\cdot$ mL^{-1}. The regression equation was: $y = 23.58x + 0.007$ ($R^2 = 0.999$). The ATP loading efficiency was then calculated from the ATP content in the water phase (PBS) during the separation process of nanoparticles and the charged amount of ATP.

2.7 In vitro ATP release experiments from CSO nanoparticles

In vitro ATP release behaviors from chitosan oligosaccharide nanoparticles were performed using PBS (pH 7.4) as a dissolution medium. After the CSO nanoparticles dispersion was washed thrice with petroleum benzin by the help of centrifugation (20,000 rpm, 15 min) to remove the hexane and water, the CSO nanoparticles were re-dispersed in 25 mL PBS (pH 7.4) solution. The CSO nanoparticles PBS dispersion was then shaken horizontally (SHEL-LAB1227-2E, SHELLAB, USA) at 37℃ and 60 strokes/min. One millilitre of the dispersion was withdrawn from the system at definite time interval, and the dispersion was centrifugated (20,000 rpm) for 15 min, following filtrated with 100nm filter. The ATP content in filtrate was determined by ultraviolet spectrophotometry as described above. All the ATP release tests were performed thrice.

2.8 Cellular uptake tests

HepG-2 cells were seeded in a 24-well plate at a seeding density of 10,000 cells per well in 1mL of growth medium and allowed to attach for 24h. Cells were then incubated with FITC labeled CSO nanoparticles dispersion (the concentration was 100 μg/mL) in growth medium for different time. The cells were then washed twice with PBS and directly observed under a fluorescence microscope (OLYMPUS America, Melville, NY).

3 Results and discussions

In this study, the chemical cross-linked chitosan oligosaccharide (CSO) nanoparticles encapsulating ATP were prepared by combination techniques of water-in-oil (W/O), miniemulsion, chemical cross-linking and ionic complex, to gain the controlled and sustained release of ATP. The preparation process was shown in Scheme 1. The recipes and properties of prepared chemical cross-linked CSO nanoparticles loading ATP were shown in Table 1. The chitosan oligosaccharide, low molecular weight chitosan was firstly prepared by enzyme degradation method (Du et al., 2009). CSO with 5 kDa, 11 kDa and 18 kDa weight average molecular weight were used in the preparation of chitosan oligosaccharide nanoparticles. For the preparation of chitosan oligosaccharide nanoparticles encapsulating ATP, 0.1~0.2g chitosan, 0.01g ATP and 0.1g Tween 80 were dissolved in 10mL phosphate buffered saline (PBS) solution (pH 7.4). The PBS solution was added into 90 mL hexane solution containing 1% (w/v) Span 80, and agitated for 10 min under 400rpm by magnetic stirrer to prepare W/O pre-emulsion. The pre-emulsion was then treated by ultrasonic for 20 circulations (600 W, working 2s following stopping 3s) to prepare W/O miniemulsion. After the addition of glutaraldehyde (the amounts was 10, 20, 30 times of the molar number of chitosan), the crosslink reaction of chitosan was conducted under magnetic stirrer at 60℃ for 4h. In order to form ATP/chitosan complex in crosslinked chitosan oligosaccharide nanopartilces, the pH of water phase was adjusted by the addition 500μL of 1 N hydrochloric acid solution. The nanoparticles dispersion was then washed thrice with petroleum ether by the help of centrifugation (20,000 rpm, 15min) to remove the hexane and water, and used for the further research.

Table 1　Recipes and properties of chemical cross-linked CSO nanoparticles loading ATP

Recipes No.	Amount of CSO(g)	M_W of CSO (kDa)	Molar ratio of Glu to CSO	Particle size (nm)	Zeta potential (mV)	ATP encapsulating efficiency (%)	ATP loading (%)
1	0.1	5	20 : 1	108±1.00	21.0±0.45	46.3	4.4
2	0.1	11	20 : 1	104±2.64	20.6±0.25	49.7	4.7
3	0.1	18	20 : 1	107±3.06	20.3±1.33	58.1	5.5
4	0.15	18	20 : 1	105±3.21	21.6±0.79	44.9	2.9
5	0.2	18	20 : 1	111±4.51	22.6±1.25	42.3	2.1
6	0.1	18	10 : 1	109±2.64	23.8±1.14	69.5	6.5
7	0.1	18	30 : 1	111±4.51	18.2±1.28	40.6	3.9

Water phase: PBS solution (pH7.4) dissolving CSO, ATP and Tween 80
Oil phase: Hexane containing Span 80

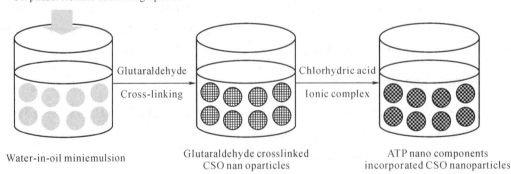

Scheme 1　Preparation process of ATP nano-component incorporated chitosan oligosaccharide nanopartcicles.

Using Tween 80 and Span 80 as surfactant for water and oil phase, and hexane as oil phase, respectively, the stable W/O miniemulsion with about 120nm droplet size could be prepared by ultrasonic treatment, and the droplet size could be kept for further 12h. After the cross-linking by glutaraldehyde, the sizes of chitosan oligosaccharide nanoparticles were became about 110nm, which were slightly smaller than those of miniemulsion droplets. It was also found that the sizes of W/O miniemulsion and chitosan oligosaccharide nanoparticles were not affected by the changes of amount and molecular weight of chitosan oligosaccharide, and the molar ratio of glutaraldehyde to chitosan oligosaccharide.

The zeta potentials of prepared chitosan oligosaccharide nanoparticles were near 20mV, and were slightly influerenced by changing the amount and molar ratio of glutaraldehyde to chitosan oligosaccharide. The zeta potential decreased from 23.8 ± 1.1mV to 18.2 ± 1.3mV as the molar ratio of glutaraldehyde to chitosan oligosaccharide increased from 10 : 1 to 30 : 1. Because the increased amount of glutaraldehyde would reduce the primary amino group number of chitosan oligosaccharide in nanoparticles. However, the zeta potential could not be changed by altering the molecular weight of chitosan oligosaccharide.

The morphologies of chitosan oligosaccharide nanoparticles were observed by transmission electron microscope. The TEM image of chitosan oligosaccharide nanoparticles prepared by using CSO with 18 kDa molecular weight and 20 : 1 molar ratio of glutaraldehyde to chitosan oligosaccharide was shown in Figure 1a. It could be found many of smaller components existed in the chitosan oligosaccharide nanoparticles. The smaller components inside the chitosan oligosaccharide nanoparticles could be caused by the formation of ATP/CSO ionic complex under the acid condition, because the pKa of chitosan was about 6.5. In the miniemulsion and chemical crosslinking stages, the pH of water phase was 7.4, so the primary amino groups of chitosan oligosaccharide did not protonate. The CSO presented in PBS solution as molecular form, and did not complex with ATP. After the cross-linking by glutaraldehyde and the pH was adjusted by HCl, the ATP could complex with some uncross-linked chitosan oligosaccharide to form ATP/CSO nano components in the cross-linked chitosan oligosaccharide nanoparticles.

The ATP content and ATP loading efficiency in chitosan nanoparticles were determined by ultraviolet spectrophotometry. The ATP loading efficiency was calculated from the ATP content in the water phase during the separation process of nanoparticles and the charged amount of ATP. It was found (Table 1) the ATP loading efficiencies could reach up to $40.6\% \sim 69.5\%$, and it was affected by the amount and molecular weight of chitosan, and the molar ratio of glutaraldehyde to chitosan oligosaccharide. The ATP loading efficiency increased with increasing the amount and molecular weight of chitosan oligosaccharide, and decreased with increasing molar ratio of glutaraldehyde to chitosan oligosaccharide.

In vitro ATP release behaviors from chitosan oligosaccharide nanoparticles were then performed using PBS (pH 7.4) as a dissolution medium. Figure 2 showed the in vitro ATP release behaviors from chitosan oligosaccharide nanoparticles comparing with that from chitosan oligosaccharide microparticles. The chitosan oligosaccharide microparticles were prepared by the same preparation condition without the ultrasonic treatment. The chitosan oligosaccharide microparticles had a D_{50} of $2.22 \mu m$. Usually, the instantaneous dissociation of

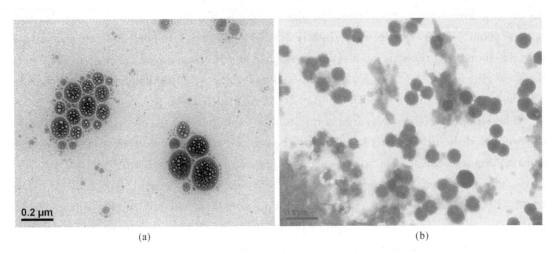

(a)　　　　　　　　　　　　　　　　　　　(b)

Figure 1　TEM images of chitosan oligosaccharide nanopartcicles loading ATP nano-components before (a) and after (b) ATP release test.

the ionic complex formed by ionic polymer with active reagent having opposite charge and low molecular weight occurred under the dissociation pH condition, and led to the rapid release rate of active reagent. From Figure 2, it was found the ATP was completely released from chitosan oligosaccharide microparticles in 4h, however, the ATP release from chitosan oligosaccharide nanoparticles could continue for 24h. Although the chitosan oligosaccharide microparticles were also cross-linked by glutaraldehyde, comparing with chitosan oligosaccharide nanoparticles the polymeric network were relatively loose. The PBS solution and ATP could diffuse through the crosslinked polymeric network easily and consequently led to the faster dissociation of ATP/CSO complexes and ATP release rate. Comparing with ionic complex nanoparticles, the solid ATP/CSO nano component existing in chemical cross-linked chitosan oligosaccharide nanoparticles could delay the dissociation of ATP/CSO ionic complex, and result in the slow ATP release rate from chemical cross-linked chitosan oligosaccharide nanoparticles.

Figure 1b presented the TEM image of chitosan oligosaccharide nanoparticles after in vitro ATP release test. It was clear the surface and inside of chitosan oligosaccharide nanoparticles remained many smaller cavities after the ATP was completely released from chitosan oligosaccharide nanoparticles. The smaller cavitates were remained after the dissociation of ATP/CSO complex and the release of ATP from chitosan oligosaccharide nanoparticles. This result demonstrated the ATP was encapsulated in chemical cross-linked CSO nanoparticles as ATP/CSO ionic complex form.

To further confirm the formation of solid ATP/CSO nano component in CSO particles, the observation of optical microscopy was used in the preparation of chitosan oligosaccharide microparticles. Figure 3a showed the chemical cross-linked CSO microparticles loading ATP before the pH adjustment, and Figure 3b showed the chemical cross-linked CSO microparticles loading ATP after the pH adjustment. Many smaller particles were found in microparti-

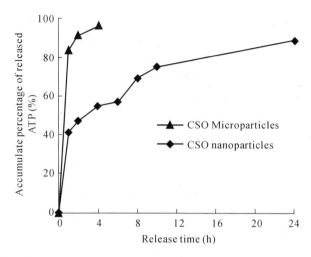

Figure 2 In vitro ATP release behaviors from chitosan oligosaccharide microparticles and nanoparticles.

cles.

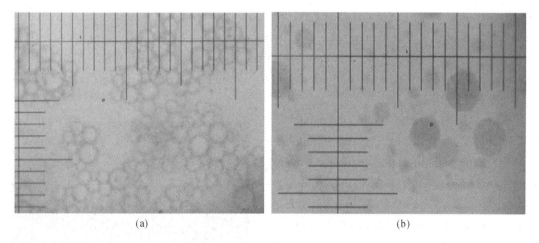

(a)   (b)

Figure 3 Optical microcopies of water-in-oil emulsion for the preparation of chemical cross-linked CSO microparticles loading ATP. (a). before the addition of HCl, (b). after the addition of HCl.

Figure 4a showed the in vitro ATP release behaviors from CSO nanoparticles with different molecular weights of CSO. The molar ratio of glutaradehyde to CSO was fixed at 20 : 1. It was evident that the ATP release rate decreased with increasing the molecular weight of used CSO, which might be caused from the tight polymeric network structure of nanoparticles formed using CSO with higher molecular weight.

Figure 4b showed the in vitro ATP release behaviors from CSO nanoparticles with different molar ratios of glutaradehyde to CSO. The CSO with 18 kDa molecular weight was used. From Figure 4b, it could be seen that the ATP release rate was enhanced by increasing the molar ratio of glutaradehyde to chitosan oligosaccharide. Usually, the increase of cross-linking degree would reduce the ATP release rate. The increased ATP rate might be originated from the reduced free CSO molecule which could complex with ATP, by increasing the

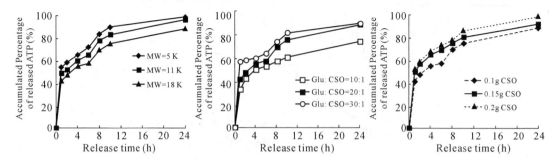

Figure 4　In vitro ATP release behaviors from chitosan oligosaccharide nanoparticles with different molecular weight of CSO (a, in which the molar ratio of glutaraldehyde to CSO was fixed at 20 : 1), chitosan oligosaccharide nanoparticles with different molar ratio of glutaraldehyde (Glu) to CSO (b, in which the CSO with 18 kDa molecular weight was used) and chitosan oligosaccharide nanoparticles with different amount of CSO (c, in which the molar ratio of glutaraldehyde to CSO was fixed at 20 : 1, and the CSO with 18 kDa molecular weight was used).

molar ratio of glutaradehyde to CSO.

　　Figure 4c showed the in vitro ATP release behaviors from CSO nanoparticles with different amount of CSO. The molar ratio of glutaradehyde to CSO was fixed at 20 : 1. It was clear that the ATP release rate increased with the addition amount of CSO. The increasing amount of CSO reduced the cross-linking degree and enhanced the diffusion rate of PBS and ATP via polymeric network.

　　Using HepG-2 tumor cells as a model cell of liver disease, the cellular uptake tests of CSO nanoparticles loading ATP were performed. The CSO nanoparticles were firstly labeled with FITC with 2 : 1 molar ratio of FITC molecules to CSO molecules. Figure 5 showed the fluorescence image of HepG-2 cells after the cells were incubated with 100 μg/mL FITC labeled CSO nanoparticles containing ATP for 30h. It was clear that the CSO nanoparticles could be uptaken by HepG-2 cells, which would be used for the further in vivo diagnosis of the liver disease.

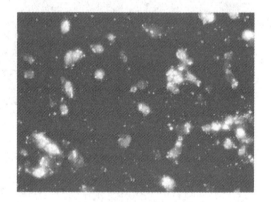

Figure 5　Fluorescence image of HepG-2 cells after the cells were incubated with 100 μg/mL FITC labeled CSO nanoparticles containing ATP for 30h.

4　Conclusion

　　The combination techniques of W/O miniemulsion, chemical cross-linking and ionic complexation could prepare chemical crosslinked CSO nanoparticles encapsulating ATP/CSO nano components. The ATP release from nanoparticles could continue for 24h, and could be adjusted by the amount and molecular weight of chitosan, and the molar ratio of glutaradehyde to CSO. This kind of CSO nanoparticles also indicated cellular uptake ability by HepG-2 tumor cells.

Acknowledgements

We appreciate the financial support of National Nature Science Foundation of China under contract 30770626, the Department of Education Science Foundation of Zhejiang province under contract Y200803436, and the Scientific Research Foundation for the Returned Overseas Chinese Scholars.

References

Cecil, K. M., 2006. MR spectroscopy of metabolic disorders. Neuroimaging Clin. N. Am., 16, 87—116.

Corbin, I. R., Buist, R., Peeling, J., 2003. Hepatic P-31 MRS in rat models of chronic liver disease: assessing the extent and progression of disease. Gut., 52, 1046—1053.

Chavanpatil, M. D., Khdair, A., Patil, Y., Handa, H., Mao, G. Z., Panyam, J., 2007. Polymer-surfactant nanoparticles for sustained release of water-soluble drugs. J. Pharm. Sci., 96, 3379—3389.

Corbin, I. R., Ryner, L. N., Singh, H., 2004. Quantitative hepatic phosphorus-31 magnetic resonance spectroscopy in compensated and decompensated cirrhosis. Am. J. Physiol. Gastrointest. Liver Physiol., 287, G379—G384.

Du, Y. Z., Hiratsuka, Y., Taira, S., Eguchi, M., Uyeda, T. Q. P., Noburu, N., Kodaka, M., 2005. Motor protein nanobio-machine powered by self-supplying ATP. Chem. Commun., 16, 2080—2082.

Du, Y. Z., Tomohiro, T., Zhang, G., Nakamura, K., Kodaka, M., 2004. Biotinylated and enzyme immobilized carrier prepared by hetero-bifunctional latex beads. Chem. Commun., 5, 616—617.

Du. Y. Z., Wang, L., Yuan, H., Wei, X. H., Hu, F. Q., 2009. Preparation and characteristics of linoleic acid-grafted chitosan oligosaccharide micelles as a carrier for doxorubicin. Colloids Surf. B., 69, 257—263.

Feng, H., Dong, C. M., 2006. Preparation, characterization, and self-assembled properties of biodegradable chitosan-poly(L-lactide) hybrid amphiphiles. Biomacromolecules., 7, 3069—3075.

Geninatti Crich, S., Bussolati, B., Tei, L., Grange, C., Esposito, G., Lanzardo, S., Camussi, G., Aime, S., 2006. Magnetic resonance visualization of tumor angiogenesis by targeting neural cell adhesion molecules with the highly sensitive gadolinium-loaded apoferritin probe. Cancer Res., 66, 9196—9201.

Gao, J. H., Liang, G. L., Cheung, J. S., Pan, Y., Kuang, Y., Zhao, F., Zhang, B., Zhang, X. X., Wu, E. X., Xu, B., 2008. Multifunctional yolk-shell nanoparticles: A potential MRI contrast and anticancer agent. J. Am. Chem. Soc. , 130, 11828—11833.

Griset, A. P. , Walpole, J. , Liu, R. , Gaffey, A. , Colson, Y. L. , Grinstaff, M. W. , 2009. Expansile Nanoparticles: Synthesis, characterization, and in vivo efficacy of an acid-responsive polymeric drug delivery system. J. Am. Chem. Soc. , 131, 2469—2471.

Jaffer, F. A. , Nahrendorf, M. , Sosnovik, D. , Kelly, K. A. , Aikawa, E. , Weissleder, R. , 2006. Cellular imaging of inflammation in atherosclerosis using magnetofluorescent nanomaterials. Mol. Imaging. , 5, 85—92.

Kim, E. M. , Jeong, H. J. , Kim, S. L. , Sohn, M. H. , Nah, J. W. , Bom, H. S. , Park, I. K. , Cho, C. S. , 2006. Asialoglycoprotein-receptor-targeted hepatocyte imaging using Tc-99m galactosylated chitosan. Nucl. Med. Biol. , 33, 529—534.

Kim, B. Y. S. , Jiang, W. , Oreopoulos, J. , Yip, C. M. , Rutka, J. T. , Chan, W. C. V. , 2008. Biodegradable quantum dot nanocomposites enable live cell labeling and imaging of cytoplasmic targets. Nano Lett. , 8, 3887—3892.

Kim, E. M. , Jeong, H. J. , Park, I. K. , Cho, C. S. , Kim, C. G. , Bom, H. S. , 2005. Hepatocyte-targeted nuclear imaging using Tc-99m-galactosylated chitosan: Conjugation, targeting, and biodistribution. J. Nucl. Med. , 46, 141—145.

Kobayashi, H. , Kawamoto, S. , Bernardo, M. , Brechbiel, M. W. , Knopp, M. V. , Choyke, P. L. , 2006. Delivery of gadolinium-labeled nanoparticles to the sentinel lymph node: Comparison of the sentinel node visualization and estimations of intra-nodal gadolinium concentration by the magnetic resonance imaging. J. Control. Release. , 111, 343—351.

Lee, T. H. , Wang, J. J. , Wang, C. H. , 2002. Double-walled microspheres for the sustained release of a highly water soluble drug: characterization and irradiation studies. J. Control. Release. , 83, 437—452.

Niemann, C. U. , Hirose, R. , Liu, T. , Behrends, M. , Brown, J. L. , Kominsky, D. F. , Roberts, J. P. , Serkova, N. , 2005. Ischemic preconditioning improves energy state and transplantation survival in obese zucker rat livers. Anesth. Analg. , 101, 1577—1583.

Peer, D. , Park, E. J. , Morishita, Y. , Carman, C. V. , Shimaoka, M. , 2008. Systemic leukocyte-directed siRNA delivery revealing cyclin D1 as an anti-inflammatory target. Science, 319, 627—630.

Qian, X. M. , Peng, X. H. , Ansari, D. O. , Yian-Goen, Q. , Chen, G. Z. , Shin, D. M. , Yang, L. , Young, A. N. , Wang, M. D. , Nie. S. M. , 2008. In vivo tumor targeting and spectroscopic detection with surface-enhanced Raman nanoparticle tags. Nature Biotechnol. , 26, 83—90.

Rosenholm, J. M. , Peuhu, E. , Eriksson, J. E. , Sahlgren, C. , Linden, M. , 2009. Targeted intracellular delivery of hydrophobic agents using mesoporous hybrid silica nanoparticles as carrier systems. Nano Lett. , 9, 3308—3311.

Sengupta, S. , Eavarone, D. , Capila, I. , Zhao, G. L. , Watson, N. , Kiziltepe, T. , Sasisekharan, R. , 2007. Temporal targeting of tumour cells and neovasculature with a nanoscale delivery system. Nature Nanotechnol. , 2, 26—30.

Solga, S. F. , Horska, A. , Clark, J. M. , Diehl, A. M. , 2005. Hepatic P-31 magnetic resonance spectroscopy: a hepatologist's user guide. Liver Int. , 25, 490—500.

Schroder, L. , Lowery, T. J. , Hilty, C. , Wemmer, D. E. , Pines, A. , 2006. Molecular imaging using a targeted magnetic resonance hyperpolarized biosensor. Science, 314, 446—449.

Ubrich, N. , Bouillot, P. , Pellerin, C. , Hoffman, M. , Maincent, P. , 2004. Preparation and characterization of propranolol hydrochloride nanoparticles: A comparative study. J. Control. Release. , 97, 291—300.

Wei, W. , Ma, G. H. , Hu, G. , Mcleish, T. , Su, Z. G. , Shen, Z. Y. , 2008. Preparation of hierarchical hollow $CaCO_3$ particles and the application as anticancer drug carrier. J. Am. Chem. Soc. , 130, 15808—15810.

Wang, J. X. , Wang, Z. H. , Chen, J. F. , Yun, J. , 2008. Direct encapsulation of water-soluble drug into silica microcapsules for sustained release applications. Mater. Res. Bull. , 43, 3374—3381.

Zabow, G. , Dodd, S. , Moreland, J. , Koretsky, A. , 2008. Micro-engineered local field control for high-sensitivity multispectral MRI. Nature, 453, 1058—U2.

Zhang, C. , Ping, Q. N. , Zhang, H. J. , 2004. Self-assembly and characterization of paclitaxel-loaded N-octyl-O-sulfate chitosan micellar system. Colloids Surf. B. , 39, 69—75.

图书在版编目（CIP）数据

药剂学与工业药剂学实验指导 / 高建青主编. —杭
州：浙江大学出版社,2012.6(2020.7 重印)
ISBN 978-7-308-10042-7

Ⅰ.①药… Ⅱ.①高… Ⅲ.①药剂学－实验－高等学
校－教材②制药工业－药剂学－实验－高等学校－教材
Ⅳ.①R94－33②TQ460.1－33

中国版本图书馆 CIP 数据核字（2012）第 110710 号

药剂学与工业药剂学实验指导
高建青　主编

责任编辑	秦　瑕	
封面设计	俞亚彤	
出版发行	浙江大学出版社	
	（杭州市天目山路 148 号　邮政编码 310007）	
	（网址：http://www.zjupress.com）	
排　　版	杭州中大图文设计有限公司	
印　　刷	浙江省邮电印刷股份有限公司	
开　　本	787mm×1092mm　1/16	
印　　张	9.5	
字　　数	240 千	
版 印 次	2012 年 6 月第 1 版　2020 年 7 月第 3 次印刷	
书　　号	ISBN 978-7-308-10042-7	
定　　价	22.00 元	